地域包括ケア

看取り方と看取られ方

第三次生活困難期における支援策

小松　秀樹　医師・NPOソシノフ運営会員
猪飼　周平　一橋大学大学院社会学研究科教授
和田　勝　国際医療福祉大学大学院客員教授
小松　俊平　NPOソシノフ代表理事
宮本　太郎　中央大学法学部教授
高橋　泰　国際医療福祉大学大学院教授
鵜尾　雅隆　NPO日本ファンドレイジング協会代表理事
亀田　信介　亀田総合病院院長、社会福祉法人太陽会理事長
藤田　浩二　津山中央病院総合内科・感染症内科医長
小野沢　滋　みその生活支援クリニック院長
熊田　梨恵　ロハス・メディカル論説委員
蔵本　浩一　亀田総合病院疼痛・緩和ケア科医師
平原佐斗司　東京ふれあい医療生活協同組合副理事長
西村　周三　医療経済研究機構理事長
大井　玄　東京大学名誉教授
柴田　範子　NPO楽理事長
澤　滋　さわ病院医師
渡邉姿保子　河北総合病院社会福祉士
近藤　克則　千葉大学予防医学センター教授
香田　道丸　安房地域総合相談センターセンター長
児玉　照光　亀田総合病院ソーシャルワーカー
大瀬　律子　安房地域医療センター作業療法士

はじめに

医師・NPOソシノフ運営会員　小松秀樹

日本では、高齢者が増え、子どもが減り、格差が拡大し、人びとが孤独になっています。しかも、国家財政には巨額の借金が積み上がっています。

本書は『地域包括ケアの課題と未来―看取り方と看取られ方』（ロハスメディア社）の改訂版です。地域包括ケアとは、急増する高齢者の医療と介護を、地域で一体的に扱おうとするものです。

前版では、地域包括ケアに関わる様々な問題を専門家、実務家にそれぞれ短く記述していただきました。関心は地域包括ケアを超えて、日本の福祉全体に及びました。高齢化と格差拡大の中で、求められているのは多様な生活支援です。生活支援の中に医療や介護が含まれるというのが前版の考え方でした。現在、支援を必要としているのは、高齢者だけではありません。格差が拡大し、貧困にあえぐ若者が増えています。特に子どもの貧困は日本の将来に暗い影を落としています。

改訂にあたり、書名を『地域包括ケア　看取り方と看取られ方——第三次生活困難期における支援策』に変更しました。新たに、「第三次生活困難期」という言葉を用意しました。高齢者問題を含めて、現在進行中の日本社会の状況を、全体として捉えるためです。

前版では、理念と実情を行き来しましたが、人びとの考え方がどう変化するのかについての考察は限定されていました。その中で、猪飼周平の将来予想が注目されます。猪飼は人びとの中で進行しつつある考え方の変化を記述し、人びとの望むケアが、疾病の治癒を目的とする医学モデルから、良好な生活の質を達成することを目的とする生活モデルに大きく転換されようとしていると指摘しました。

猪飼は二〇一〇年に上梓した『病院の世紀の理論』(有斐閣)で、生活モデルに基づく将来のケアのあり方について、未来を予想しました。重要だと思われるので紹介しておきます。

一　「健康」の概念が「病気と認められないこと」から「心身の状態に応じて生活の質が最大限に確保された状態」に変わる。医学モデルでは、病気の明確な定義が、診断や治療の背景にあった。ところが、生活の質は人それぞれに違っている。本人を含めて、何が良いのか厳密に知っているものはいない。新しい健康概念とは、多様性と不可知性を含み込んだ概念にならざるをえない。健康の明確な定義はもはや存在しないということになる。

二　予防を含めて、保健サービスの役割が大きくなる。時代の中心となる生活習慣病が基本的には完治しないため、治療の期待を引き下げ、治療以外のアプローチの相対的な位置を引き上げる。予防によって、病気に罹らずに健やかにすごせる期間（いわゆる「健康寿命」）と寿命のギャップを短くすることができれば、高齢者の生活基盤の充実に資することになるといえる。

三　保健（予防）・医療・高齢者福祉が、一つの目標の下に包括的ケアとして統合される。

四　健康を支える活動の場が、生活の場に近くなり、人びとの固有の価値・ニーズを理解するための情報収集に重きを置く活動へと変わっていく。

五　ケアの中心が、病院から地域に移行していく。生活を構成する要素が、圧倒的に多岐にわたるため、病院だけではサービスを供給できない。

六　ケアの担い手が医師を頂点とする階層システムから、多様な職種や地域住民とのネットワークに移行する。

私は右記一、四、五、六の各項目に強く賛同します。特に、情報収集が重要になる、ケアの担い手が医師を頂点とする階層システムから、ネットワークに移行する、という予想は、今後のケアのめざすべき方向でもあると思います。

予防と健康寿命についての予想は、医師としての知識と経験から悲観的にならざるをえません。本書で、小野沢滋（「メタボ検診よりも虐待検診を」）や近藤克則（「社会経済的要因による健康格差」）が述べているように、私も、生活習慣病の予防のための保健サービスに効果を期待できるとは思いません。さらに、予防によって「健康寿命」と寿命とのギャップを短くすることができるとは思いません。医学の進歩は逆にギャップを大きくしてきました。ギャップを短縮することが可能だとすれば、予防を含む保健活動ではなく、適切な条件が満たされた場合に、以後の治療やケアを控えることぐらいだろうと想像します。ある専門家から、北欧で寝たきりが少ないのは、自分で食事を摂取できなくなった時は、多くの人が死に時だと考えており、食事介助が一般的に行われていないからだと聞きました。

今、日本社会は大きな転換期にあります。人びとの考えていることは、時代の移り変わりで変化します。しかも、社会のマジョリティの人たちの考え方は社会に大きな影響を及ぼします。過疎地では高齢者も減少していますが、日本全体で人口が大きく減少していきます。このままでは、経済も縮小するでしょう。変化への対応に、人びとの考え方が決定的な役割を果たすはずです。

改定版では、今後の社会保障の方向、非正規労働者と社会保険、子どもの貧困などについての議論を加えました。また、あらたに、「死生観とコミュニティ」という章を設けました。今、人びとの持つ死生観も変化しつつあるように思います。死生観は、医療や介護に直接的な影響を与えますし、日本ではコミュニティの根幹に関わっています。社会の有り様に大きな影響を及ぼします。

「あとがき」では生活困難期を、「民衆の生活がそれ以前に比べて大きく落ち込んだ時期」と定義し、日本の近代以後の二度の生活困難期に、人びとが何を考えていたのか振り返りました。これは、時代の流れの中で、現在を位置づけ、今後の進むべき方向を考えるためです。

目次

はじめに　小松秀樹　3

第一章　**地域包括ケアの理論と背景**——導入　小松秀樹

地域包括ケアの歴史的必然性　猪飼周平　15

人口の変化と社会保障　小松秀樹　21

社会保障の方向転換　小松秀樹　27

介護保険制度の設計思想　和田勝　33

官民役割分担の原則　小松俊平　41

地域持続の雇用戦略——三つの転換で交差点型社会を　宮本太郎　45

首都圏の医療・介護の近未来　高橋泰　51

財政難の中での寄付の役割——共感と資金を集める　鵜尾雅孝　55

第二章　**地域包括ケアの戦略**――導入　小松秀樹

地域包括ケアの戦略――合理性に基づく標準化　小松俊平　61

地域包括ケアと情報ネットワーク　亀田信介　65

第三章　**急性期病院からの退院がその後の方向を決める**――導入　小松秀樹

急性期病院からの退院――成否を決める三要素　藤田浩二　73

急性期病院からの退院――あなたの望みがかなうとは限らない　小野沢滋　79

胃ろうはなぜ社会問題になったか　熊田梨恵　87

あなたは人生の最期をどう生きたいですか　蔵本浩一　91
――もしもを考え、話し合い、理解し合うためのアドバンス・ケア・プランニング

第四章　**在宅医療の歴史と実情**――導入　小松秀樹

在宅医療の歴史――看取りの変化　平原佐斗司　99

在宅医療の役割分担――医師はどの程度役に立つのか　小野沢滋　105

医者の出す薬は効くのか――多剤投与の害悪　小野沢滋　109
医療・介護の提供量が少なくなると、
老い方、死に方はどう変わるのか　高橋泰　115

第五章　**介護する側の負担**――導入　小松秀樹

看取りまでの期間は三種類　小野沢滋　123
家族介護の負担とその後　小野沢滋　128
メタボ検診よりも虐待検診を　小野沢滋　133
辞めていく介護職　熊田梨恵　139
介護職の給与の背景となる経済学的環境――増額は可能か　西村周三　143

第六章　**認知症は難しい**――導入　小松秀樹

認知症高齢者の住む「意味の世界」　大井玄　149
認知症グループホームが抱える課題　柴田範子　155
認知症に対する多職種チームによる訪問支援　澤滋　159

第七章　社会的包摂――導入　小松秀樹
孤独死は減らせるのか　小野沢滋　167
地域での集団による見守りの試み　渡邉姿保子　173

第八章　貧困と健康――導入　小松秀樹
非正規労働者と社会保険　小松秀樹　181
子どもの貧困　小松秀樹　187
社会経済的要因による健康格差　近藤克則　191
無料低額診療規定　小松俊平　199
無料低額診療の実際　香田道丸　207

第九章　生活を支える――導入　小松秀樹
生活支援　児玉照光　215
有償ワンストップ相談　香田道丸　221
財産管理の規格化の必要性　香田道丸　227
看護学生寮併設高齢者向け住宅――フローレンスガーデンハイツ　大瀬律子　231

第十章　死生観とコミュニティ――――小松秀樹
広井良典と中江兆民　239
子規の最期の日々　244
「おくりびと」にみる孤独　250
国民国家とコミュニティ　255

あとがきに代えて――過去の生活困難期を振り返る　小松秀樹　259

第一章

地域包括ケアの理論と背景

急増する高齢者をどのようにケアし看取るのかが課題になっています。望ましいケアについての考え方が大きく変化し、病気の治療を中心とする医学モデルから、障害を前提に生活の質を向上させようとする生活モデルに重点が移行しつつあります。生活モデルは従来の医学モデル以上に、労力と場合によっては費用もかかります。ところが、今後現役世代が急速に減少します。しかも、日本は、財政赤字、貧困化、孤独化など、多くの問題を抱えていきます。出生率が上昇し、国民所得が増加しなければ、社会保障の維持が難しくなります。雇用拡大のためには、雇用のあり方を変更して、高齢者や女性を働きやすくすると共に、職の転換をしやすくしなければなりません。困難を乗り切るために、官民それぞれの特性に応じた役割分担の徹底など、社会の構造を大胆に見直す必要があります。

小松秀樹

地域包括ケアの歴史的必然性

一橋大学大学院社会学研究科教授　猪飼周平

二〇一〇年に『病院の世紀の理論』（有斐閣）を出版しました。「病院の世紀」という言葉は私が作ったもので、ほぼ二〇世紀に対応しています。そして病院の世紀の医療というのは、少し前、例えば一九八〇年代くらいまで遡れば、大部分の医療者、患者双方にとって当たり前だった医療のことを指しています。一言で言うならば、患者を医学的な意味での治癒に導くことを究極的な目標とする医療になります。

一九世紀までの西洋医学は、患者を治すという点で大したことはできませんでした。その中で経験的に患者の苦痛を和らげる手段が用いられたり、食事や休息が与えられたりする、それが医療システムの基本的な姿だったわけで、いわば福祉システムの一種だったのです。

それが、日本を含むかつての列強諸国の間で、一九世紀の末から二〇世紀の初頭にかけて、医療システムの性格は大きく変化します。一九世紀後半に加速した医学や医療技術の進歩を背景として、医療システムは、治療医学的な意味における治癒をめざすためのシステムになりました。そして、二〇世紀を通じて、医療システムは、治療にとってより効果的な姿を模索しながら、不断に再編成が繰り返されることになりました。

『病院の世紀の理論』の中で私は、病院の世紀における医学モデルは、障害者福祉の世界で言われている生活モデルに基づくケアへの転換を迫られていると述べました。

生活モデルには、基本的に二つの特徴があります。一つは、究極的なケア目標が良好な生活の質の達成に置かれていること、もう一つは、生活の質は、本人、環境を含む無数の因子の因果の網目の中で規定される、という意味でエコシステム的原因観を持っていることです。もっともこれらは特別なことでも何でもなく、皆さんが、友人の人生相談を受けたりする時に暗黙のうちに採用している枠組みと基本的には同じです。

広い意味におけるケアについて、生活モデルに基づくケアを「良いケア」であると感じる方向に向かって、人々の感じ方が、歴史的時間の中で変化しつつあります。

一九七〇年代にそのような変化が福祉領域の各所で見られるようになり、一九八〇年代には福祉システムの主流に、そして一九九〇年代以降医療システムに浸透してきました。現在の医療システムは、生活モデルによって、患者の医学的治癒を目的とするシステムから、患者のQOLを支えるシステムへと変貌するように、社会的圧力を受けている状況です。

私は規範的な観点から、生活モデルにケアが準拠すべきだということを言っているのではありません。私が主張しているのは、人々が生活モデルに基づくケアを良いケアと感ずる方向に社会が動いているのであれば、ケアシステムもその価値観に沿う方向に変化してゆくのでなければ不合理であるということです。同じことですが私は、生活モデルを好むよう人々を啓蒙すべきであると言うつもりはありません。

人々の価値観が歴史的時間の中で緩やかに変化してゆくということは、私や政策の関与とは独立に進行している事実であり、私はそれを「再発見」したに過ぎません。そして、そのような歴史的状況の中で、ケアシステムが、生活モデル的価値観を基盤としたシステムへと緩やかに再編されることは必然です。

この知見が政策的に規範的意味を持つとすれば、生活モデル的価値観に沿う方向に向かって政策を進めてゆかない限り、人々の望むものとは異なるケアシステムが作られ、最終的に、ケアシステムを修正するために大きな社会的コストを甘受するか、不愉快なケアを甘受するかの選択を迫られるという意味で、社会が一種の罰を受けることになります。

『病院の世紀の理論』において、生活モデルに基づくケアシステムは、自ずとより地域的かつより包括的な内容を持つシステムとなるはずだということを述べました。その知見が、現在政策推進されている「地域包括ケアシステム」を根拠づけるものだと、霞ヶ関界隈の人々に受け止められましたし、私も現在の地域包括ケア政策は、それが進んでいる大まかな方向自体は間違っていないと理解しています。

一方で、現在の政策にはいくつか懸念もあります。第一に、地域包括ケア政策が高齢化対策として推進されていることです。高齢化対策が、高齢者のＱＯＬを増進するという意味であれば、地域包括ケアが目的にかなうものであることは確かですが、高齢化対策が、財政的な危機を乗り切るということを意味するのであれば、目的に対して不合理な手段が用いられていることになります。というのも、地域ケアは基本的にケアをより高価なものにする可能性が高いからです。地域ケアを無理やり安上がりにしようとすれば、例えばケアを家族に押し付けるなど、劣悪かつ非効率なケアシステムが出来上がってしまい、政策としては逆効果になってしまいます。

地域包括ケアの推進に際しては、人々が良いと感ずるケアの構築と、より効率的なケアの構築を、「地域包括ケア」化という一つの政策によって実現できるという幻想が振りまかれたように思いますが、それはあくまで幻想に過ぎません。財政的に難しくなってゆく中で、いかに良いケアに向かって知恵を絞ってゆくか、というある意味「当たり前」の状況が続くことを覚悟する必要があります。

第二に、生活モデルは決して、高齢者にのみ適用されるべきケアモデルではないということです。広い意味でのケアを必要とする人すべてに対する支援が、生活モデル化することが社会的要請です。その意味では、現行の地域包括ケア政策は、社会が要請する包括性を備えていません。ただし、これは「地域包括ケア政策」そのものの欠点と言うよりも、日本の社会保障体制全体の設計の問題だと言えます。

【コラム①】本書の背景としての安房10万人計画　小松秀樹

亀田総合病院は房総半島先端の安房郡市にあります。行き止まりでその先は海です。安房郡市では毎年1％ずつ人口が減少し続けると予想されています。

2012年3月、私は、安房地域の過疎化対策として、まちづくり活動『安房10万人計画』を提案し、亀田グループ挙げて実行することになりました。中央省庁の官僚、自治体職員、学者、様々な職種の人たちと議論を重ね、コンセプトを書き直していきました。

10万人という言葉に意味はありません。当初より実際に人口が増やせるとは思っていませんでした。急激な人口の減少を多少なりとも緩和できたらよいと考えていました。安房10万人計画は、具体的計画ではなく、安房郡市を束ねる大きな目標でした。

ミッションは三つ。首都圏の高齢者に、安房で、楽しく穏やかな人生を過ごし、死を迎えてもらうこと、高齢者を支える若者に、安房で、結婚し、子どもを生み育ててもらうこと、住民に職を提供することでした。活動のハブとして、NPOソシノフ（ソーシャル・イノベーション）を設立し、地域の団体と共に推進することにしました。民による公益活動で、社会問題の解決をめざそうと考えました。法による強制ではなく、共感と自由意思による参加で、可能なことから問題を解決しようとしたのです。

（コラム②はP32）

人口の変化と社会保障

医師・NPOソシノフ運営会員　小松秀樹

少子化

今後の日本を考える上で、最も重要な統計が、国立社会保障・人口問題研究所の将来推計人口です。出生三条件、死亡三条件、すなわち三×三、九種類の条件で、一〇〇年後の二一一〇年までの推計値が公表されています。

日本の最大の問題は、出生数が少ないことです。このため、人口が減少します。一〇〇年後、多くて六〇〇〇万人、少ないと三〇〇〇万人、出生中位・死亡中位推計で四三〇〇万人にまで減少します（二〇一二年一月推計）。出生数が減少するので、高齢化率が上昇します。高齢化率とは、六五歳以上の高齢者の全人口に占める割合です。日本は二〇〇七年に高齢化率が二一％を超え、世界で最初に超高齢社会に突入しました。現在も高齢化が猛スピードで進んでいます。

人口が減少すると、人口密度が小さくなり、ゆったり生活できるようになる、良いことではないかと思われるかもしれません。現実には、人口が減少すると、社会保障制度の維持が困難になります。

社会保障の支え手は現役世代

日本の年金制度は、高齢者の年金を、主として二〇歳から六四歳までの現役世代が支払う賦課方式です。今後、年金受給者に比べて現役世代が少なくなるので、維持が困難になります。

医療も現役世代が支えています。二〇一〇年度、後期高齢者医療制度の総医療費は患者負担を含めて一二兆七〇〇〇億円でした。このうち、公費が五兆八〇〇〇億円、組合健保など被用者保険からの拠出金が五兆円で、合計すると一〇兆八〇〇〇億円、八五%が現役世代の税金と保険料で賄われています。二〇一三年度の日本の文教および科学振興予算五兆四〇〇〇億円と比較しても、後期高齢者医療制度の大きさが分かります。

二〇一三年度の日本の社会保障給付費は、予算ベースで一一〇兆六〇〇〇億円。年金が五三兆五〇〇〇億円、医療が三六兆円です。財源は、保険料が六二兆二〇〇〇億円、国税が二九兆七〇〇〇億円、地方税が一一兆二〇〇〇億円、残りが資産収入です。資産収入を除いて

図１：社会保障の給付と負担
(2013年度予算ベース、財務省ホームページより)

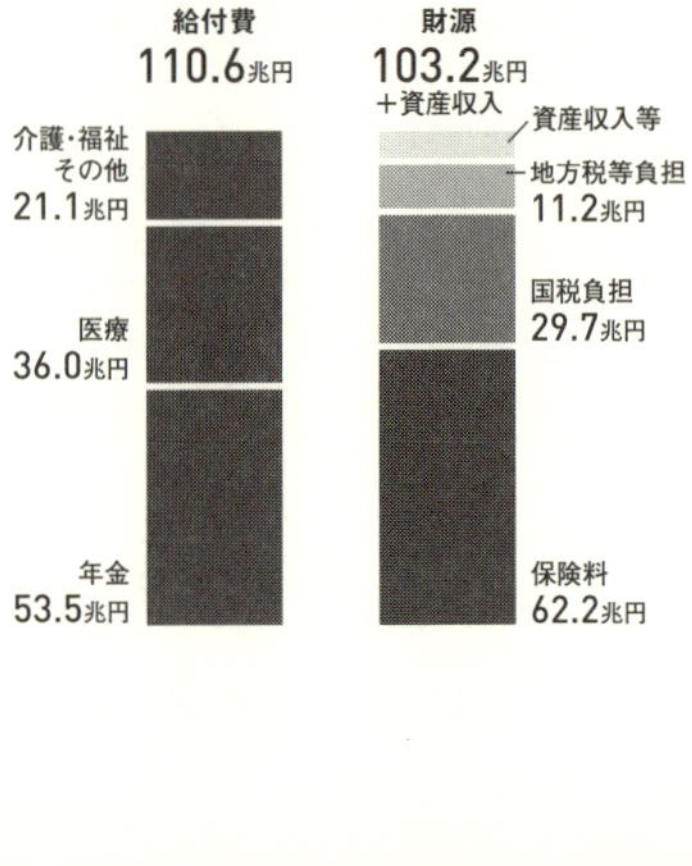

ほとんどが、現役世代の負担です（図1）。

給付は減額される

今後、高齢者が増加し、現役世代が減少します。二〇一〇年、現役世代人口は七五六〇万人、六五歳以上の人口は二九五〇万人でした。出生中位・死亡中位推計では、二〇四二年に六五歳以上の人口がピークに達し、三八八〇万人になります。一方で現役世代人口は五二一〇万人まで減少します。二〇一〇年には六五歳以上の高齢者一人を二・五七人で支えていましたが、二〇四二年には一・三四人で支えることになります。

働き手一人あたりの負担が今と同じなら、給付は二〇一〇年の五二％となります。ただし、国の一般会計の歳入の半分は借金、支出の四分の一が借金返済です（図2）。借金は毎年毎年増加しています。このままではハイパーインフレになりかねず、いつまでも借金を増やし続けることはできません。国の借金が帳消しになって新たな借金をできなくなった場合、借金返済以外の支出も三分の二まで減ります。単純に計算すると、給付は五二％の三分の二、三五％程度まで減ってしまいます。実は、特別会計にも借金があります。二〇一三年度の一般会計の借金返済にあてられている金額は二二兆円ですが、一般会計と特別会計を合計した二二三兆円で見ると、その三八％にあたる八四兆円が借金返済に充てられています（図3）。

図 2：一般会計予算（2013 年度、財務省ホームページより）

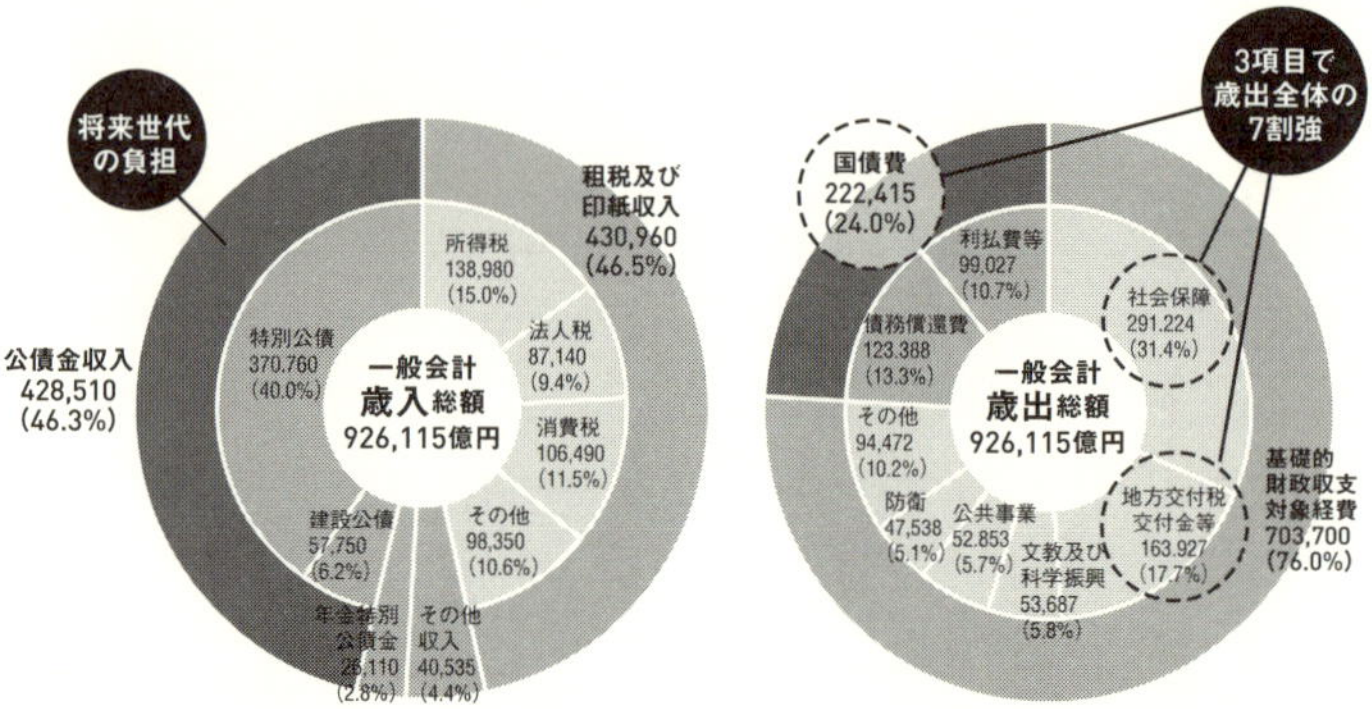

図 3：一般会計・特別会計の主要経費別純計
（2013 年度、財務省ホームページより）

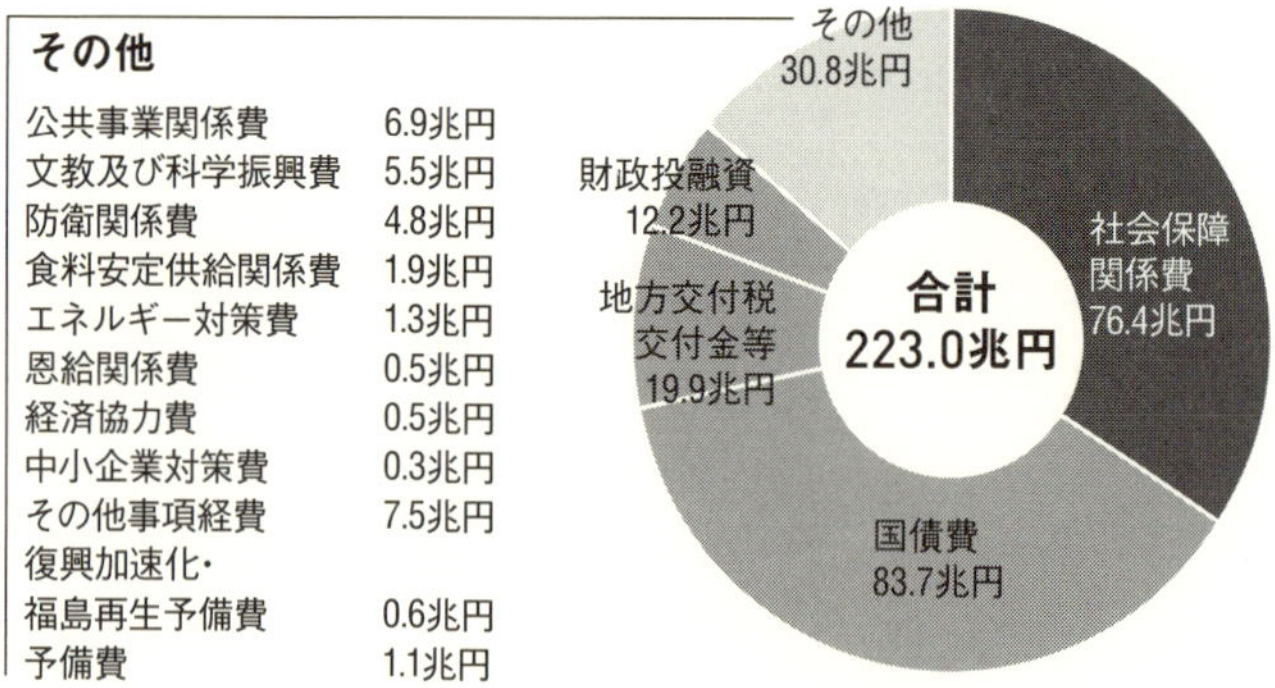

しかも、高齢者の中での年齢構成も変化します。二〇一〇年には、六五歳から七四歳までの前期高齢者人口が七五歳以上の後期高齢者人口より多かったのですが、二〇一七年に逆転して、後期高齢者の方が多くなります。二〇五七年には後期高齢者人口が前期高齢者人口の二倍を超えます。この年、六五歳以上の高齢者一人を一・二〇人で支えることになります。二〇〇七年の千葉県の前期高齢者の要介護（要支援）認定者の出現率は四・〇％ですが、後期高齢者では二九・一％です。要介護者の世話にはお金と人手が必要です。

現状のまま抜本的対策を講じなければ、日本の社会保障は維持できません。社会保障だけに頼っている貧しい高齢者は、生きていくのが困難になります。

とりうる針路は二つ

どうしても医療・福祉を見直さざるを得ません。例えば、度を越した多剤投与は医療費を押し上げるだけでなく、健康被害をもたらしかねないので、厳しく制限すべきです。生活保護についても細かく見直すべきです。

その上で二つの方向があります。

一つは北欧型です。社会保障制度を維持するために、税金と社会保険料の負担を限界まで増やします。国民負担率を北欧よりさらに上げます。ただし、現在の日本で政治的合意を得られるとは思いません。

二つ目の方向は、個人負担の拡大です。社会保障を維持するために、混合診療を導入して、費用対効果の悪い医療は個人負担にします。介護保険についても、保険外サービスを参入しやすいようにする必要があります。高齢者の持っている資産を、生きている間に使い切ってもらうための保険商品を開発する必要があります。あらゆる手段で、介護従事者の収入を高めないと、人手を確保できず、介護サービスを提供できません。

それでも、将来の現役世代を増やし、その収入を増やさない限り、日本で社会保障制度を維持するのは困難です。若者の教育、就労支援、子育て支援を手厚くして、若者の収入を増やし、出生率を高める必要があります。

出生率が向上しなければ、大規模な移民、それも高学歴層の移民を受け入れざるを得ません。起業能力のある活発な人材がほしいところです。収入の少ない単純労働者では、社会保障を支えられないし、逆に将来の社会保障負担を増やすだけです。移民してもらうためには、移民先として、現在の日本に魅力のあることが前提となります。

社会保障の方向転換

医師・NPOソシノフ運営会員　小松秀樹

日本は大転換期にあります。安定雇用が失われ、人口が減少し、地域社会そのものの存続が危ぶまれるようになりました。安い労働力を求めて工場が海外に移転しました。技術革新によって、生産現場で必要とされる人数が激減しました。地方の雇用を支えた公共事業は、国家財政の赤字拡大と共に、大幅に減少しました。国際的な企業は収益を伸ばし、事業の設計者、経営者、国際金融担当者、高度技術者の収入は増えましたが、その恩恵にあずかれる人数は減少しました。これに対し、サービス業を中心に非正規雇用が大幅に拡大しました。

本章の「地域持続の雇用戦略」を執筆した宮本太郎は、社会保障と税の一体改革を、政治家の与謝野薫、官僚の香取照幸らと共に担当しました。宮本の基本的考え方は二〇〇九年に出版された『生活保障　排除しない社会へ』（岩波新書）に示されています。香取は、二〇一六年厚生労働省を退官。二〇一七年『教養としての社会保障』（東洋経済）を上梓しました。宮本、香取両氏の考え方はほぼ一致しており、社会保障を負担ではなく、経済発展の原動力だと考えています。私の理解では、低所得層の人たちを生活保護に追いやって扶助するのではなく、彼らの収入を増やし、自立した中間層を厚くすることで、国内消費を増やし、経済を成長させることをめざしています。中間層の収入が減少し、将来に不安を感じている限り、少子化傾向に歯止めがかかることはありません。

以下、両氏の著書の内容を紹介していきます。

高度成長期、日本の生活保障は男性稼ぎ主の安定雇用に依存していました。宮本は、日本の賃金体系が、男性稼ぎ主が家族を養うことを前提にしていたと指摘しました。保育や介護は主婦が担当すべき役割とされました。現役世代の生活保障が雇用と家族に委ねられたため、一九九〇年代まで、日本の社会的支出（社会保障・福祉分野の支出の指標）は先進工業国の中で最低水準でした。社会的支出は、雇用が終了した後の年金、遺族関連、高齢者医療に集中しました。このため、世界に比べて、職業訓練、職業紹介カウンセリングなど、若者の就労を支援する積極的労働市場政策のための支出が極端に少なくなりました。

この時期、日本の非正規労働市場の基本的な形が出来上がりました。日本では住宅や教育への公的支出が少なかったため、労働者にとって、住宅ローンと学費が大きな負担となっていました。家計の不足分を補うため主婦がパートで働きました。誰もが広く利用できる奨学金は用意されておらず、額も就学中の学生の生活を支えられるほどのものではありませんでした。生活費不足に悩む学生はアルバイトをせざるをえませんでした。

日本の税制や社会保険は、男性稼ぎ主が妻や子を養うことを前提としていました。このため、非正規雇用の所得が一定水準を超えると、扶養控除を受けられなかったり、高額の社会保険料の支払いを求められたりするなど、損をするような制度になっていました。主婦のパート労働や学生アルバイトは、男性稼ぎ主の収入を補完するべきものと位置づけられ、低賃金に留められていました。

非正規労働者は低賃金に苦しむだけでなく、社会保険への加入も拒まれました。例えば、二〇〇八年の非正規労働者の雇用保険未加入率は、加入制限などのため五八％に達すると推計されました。年金や、医療保険への加入も制限されています。

宮本の唱える生活保障の課題は、所得の保障だけではありません。人間関係の中での居場所の確保、すなわち、「生きる場」の確保が大きな課題になっています。宮本は、問題を「日本型生活保障の衰退に伴い、職場であれ、商店街のコミュニティであれ、人びとの『生きる場』となりうるつながりが解体」しつつあることだとします。秋葉原無差別殺人事件のように、孤立し、絶望した人間による無差別の暴力事件は、「生きる場」の解体と無関係ではありません。

社会保障の形は国によって異なります。アングロサクソンの国では、雇用保護法制が弱く、現金給付、積極的労働市場政策など公共サービス支出が少ないのが特徴です。給付は困窮世帯に限定されています。

ドイツやフランスなどの大陸ヨーロッパの国々は、社会的支出が大きい福祉国家です。雇用保護法制が強く解雇しにくいのが特徴です。職域ごとの社会保険が発達しており、公共サービスより年金などの現金給付の比重が高くなっています。

北欧では福祉のための支出の中で、社会サービスの比重が大きくなっています。現金給付についても、年金の割合が小さく、現役世代向けの支出が大きいのが特徴です。スウェーデンでは労働組合が雇用を守ることに固執せず、積極的労働市場政策によって雇用を流動化させながら完全雇用を実現させることに協力してきました。公共事業などで雇用を創出するのではなく、生産性の低い企業から、高い企業に労働力を移動させつつ雇用保障を実現しようとしてきました。このため、失業保険で生活しつつ、公費で新たな就労につながる教育訓練を受けられるのです。

スウェーデンではとにかく就労させようとします。怠けることは許されません。香取は、スウェーデンで競争が重視されていることを強調するために、競争に敗れた自動車メーカーのサーブが救済されなかったことに言及しました。

日本ではバブル崩壊後、経済停滞が長期間続きました。この時期、先進国で経済成長が最も大きかったのは、アメリカと北欧でした。日本では、国民負担率が高くなると経済成長を阻害する、という意見が根強く残っていますが、宮本も香取も、社会的支出あるいは国民負担率と経済成長に相関がないというデータを紹介しています。

小泉構造改革では競争が重視されました。香取は、構造改革により、企業が雇用重視から株主重視に変化し、労働者派遣法の規制緩和などにより、派遣社員、非正規労働者が増えたと指摘しました。少なくとも、改革によって状況は好転しませんでした。格差が拡大し続け、貧困が問題化しました。

困窮者を扶助するより、それぞれの人が自立し、収入を得て社会に参加する方が、消費が大きくなり、経済は成長します。それぞれの人が誇りを持って生きると、社会は安定します。これを実現するには、増税を含む負担増が必要になります。時間をかけて給付を増やしつつ負担を増やすことが期待されましたが、世論も政治家も増税を嫌い、増税の約束は先延ばしされました。

社会保障を負担であり成長を阻害するものだという従来の考え方で、進行中の苦境を脱することができるとは思いません。多数の敗者を生み出せば、経済規模は縮小します。時代の変化に対応できる新しい考え方のアイデアは、多くの識者によりほぼ提示し尽くされていると思います。時代を動かすには、マジョリティの人びとの考え方が変化しなければなりませんが、現状では難しそうです。人びとが考えを転換するのに、きっかけとなる事件が必要なのかもしれません。

【コラム②】安房10万人計画の基本方針　小松秀樹

安房10万人計画の基本方針は以下のように考えていました。

1　大きな目標を設定し、それに向けて、地域のインフラを含めて、準備をしていく。莫大な投資を必要とする詳細な建設計画は策定しない。

2　施設の新たな建設は需要が確実に見込め、経営が成り立つ場合に限定する。

3　要介護者を直接ターゲットにしない。都会で仕事しながら安房にも生活拠点を持つ人、健康な高齢者、定期的な通院の必要のある高齢者を東京圏から迎え入れる。

4　安房に文化と魅力を創出する。

5　官営の事業とはしない。官の役割は、可能なものに資金を出すこと、一部のルールの法的根拠を提供すること。

6　産業として合理的なものとする。株式会社と非営利組織は異なる。それぞれの組織の原理に一致した機能を担当して、活動量を最大にする。

7　金銭的にはフェアネスを貫く。高額の一時金は可能な限り避け、毎月の費用を納入する形にする。

8　収益を大きくするために、富裕高齢者のための有料サービスを拡充する。

9　亀田グループで利益と手柄を独占しない。計画を受け入れて参加した施設には、医療・介護提供で協力する。

（コラム③はP78）

介護保険制度の設計思想

国際医療福祉大客員教授　和田　勝

はじめに

介護保険制度は、高齢者の介護を社会全体で支えあうことをめざして、二〇〇〇年四月にスタートし、一八年が経過しました。この間、要介護認定者数は全国で二〇〇〇年四月の二一八万人から二〇一五年四月の六〇八万人へ、サービスを利用者数は、二〇〇〇年四月の一四九万人から二〇一五年四月の五一二万人へと大幅に増加しました。

これに伴って、介護サービス費も二〇〇〇年度の三・六兆円から、二〇一六年度には一〇兆四千億円と三倍に達すると推計されています。この間、在宅サービスの伸びが大きく、かつて入所サービス費が六割を占めていたのが、今日では在宅サービス系が六割近くを占めるようになっています。このように介護保険制度は、国民の老後生活に対する最大の不安要因である要介護ニーズを充足し、地域社会の安定・安心感を高める上で大きな役割を果たしてきたと評価されています。

介護保険制度創設の背景

財源不足

要介護者が増加する中で、家族の介護負担は深刻な社会不安となっていました。一九九四年の新ゴールドプラン策定により介護サービス整備目標が大幅に引き上げられました。しかし、バブル経済崩壊後、介護サービスの財源不足は深刻で、新たな財源確保策は喫緊の課題となっていました。同年細川護熙首相が打ち出した国民福祉税導構想はあえなく挫折し、新たな財源確保策の必要性を突き付けられました。

従前の制度

当時、介護サービスは、公費による老人福祉と医療保険という二つの異なる制度により提供されていました。一九九三年当時、それぞれ一兆円、二兆円の規模でした。この二つには大きな差異があり、不公平で利用しにくいものでした。福祉は、税を財源とし、行政処分である措置制度でサービス利用が決定され、利用時の一部負担も所得に応じて決まる応能負担でした。他方、医療は、保険料が基本の財源で、利用者自身がサービス提供者を選択し、サービス利用に応じた応益負担となっていました。

福祉の措置制度では予算の範囲内でしかサービスを提供できませんし、利用者に選択権がないため特養の設置者は役所の方に目が向きがちで、ニーズに応えていない面がありました。他方、医療には社会的入院の増加、薬剤多用など不適切な実態がありました。

また、昭和五八年二月から実施された老人保健制度に対する拠出金をめぐって、健康保険組合側と国保側との間に厳しい対立があり、制度運営が行き詰まっていました。この解決のためにも老人保健に代わる新制度を作りたいという思惑がありました。

こうした社会経済情勢の下で、介護保険制度創設は、社会保障構造改革の第一弾であり、地方制度改革の試金石として位置づけられました。家族介護を重視する立場などから強い批判もありましたが、国民の高い支持と期待を受けて実現を見ることができました。自社さ政権時代であったから可能であり、経済財政諮問会議が主導した小泉改革時代ではなし得なかったとも評価されています。

介護保険制度の構想

理念

重視したのは、単なる財源対策ではなく、介護に関する新たな理念を打ち出すことでした。

それが、「個人の尊厳」の尊重であり、それに由来する「自立支援」です。当然、利用者自身による「選択」に基づいて自からが決定し、事業者との「契約」により、介護サービスを利用することになります。

税収不足の下で、社会保険方式と税財源による福祉の措置制度を統合するのですから、「社会保険方式」を選択することになります。保険料と公費それぞれ五割にすれば、既に予算確保してある福祉の国費を二倍にして活用できることにもなります。

保険制度の下では、サービス利用は被保険者の権利です。「選択・契約」の仕組みとしたことから、「市場機能」が効いて事業者のサービス提供拡大や質の改善の意欲を刺激します。介護ニーズの拡大は確実で、サービス利用があれば保険から事業者に金が支払われますから、予算の範囲内でしかサービスを提供できない措置制度に比べて、サービス提供量が増加します。急速に拡大する介護ニーズに対応するため、在宅サービス分野では営利法人・協同組合・NPOなどの民間事業者の参入が認められることになりました。

高齢者の負担

従前の制度では、現役世代層の負担に比べ、高齢者層の負担が軽かったのです。医療保険（老人保健）では、被扶養高齢者は保険料負担がなく、また、一部負担も定額制で負担が軽くなっていました。他方、老人福祉の利用者負担は所得に応じた「応能負担」でしたから、入所施設の実態を見ると低所得層は福祉系の特別養護老人ホームを、また、サラリーマン家庭の高齢者は医療系の療養病床を利用している実態がありました。
世代間の負担の公平の観点から、高齢者にも保険料負担をさせ、また、サービス利用時には定率の一割を負担させることとしました。

要支援

予防重視の観点から、「保険事故」に要介護状態の他に「要支援状態」を加えました。予防給付の制度化は、日本の健康保険にもドイツなどの介護保険にもない画期的なことでした。

保険者

保険者は、「市町村」およびその「広域連合」としました。地方自治の本旨からすれば、地域住民の介護は、市町村が担うべき役割であることは当然です。しかし、市町村の間には介護保険の保険者となり制度運営にあたることについて不安感が強かったので、円滑に保険運営ができるよう、国、都道府県、医療保険者、年金保険者による重層的支援の仕組みを講じています。

財源

財源は「保険料＋公費（税負担）＋利用者負担」です。第一号被保険者（六五歳以上の市町村住民）の保険料は、その市町村の介護サービス費の水準を反映させることにしました。それ以外の費用は、全国の第二号被保険者（四〇歳以上六五歳未満の医療保険加入者）の保険料と公費で賄われるので、高齢化が進み給付費の重い市町村ほど財政負担が軽減されます。

ケアマネジメント

ケアマネジメントを導入したのは国際的に見ても画期的なことでした。要介護者等の心身の状況に応じて適切で効率的な介護なサービス選択ができるようにするため、ケアマネジャー（介護支援専門員）が居宅サービス事業者・介護保険施設との連絡調整、介護サービス利用状況の把握、サービス利用の評価などを行い、支援します。役所や病院が判断するよりも良いと考えたからです。「地域包括ケア」の定着には、かかりつけの主治の医師とケアマネジャーの果たす役割は、今後一層大きくなるものと考えられます。

現物給付

給付は、「現物給付」とし、家族への現金給付は行わないこととしました。足りないのは「カネ」ではなく「良いサービス」だからです。現物給付化することにより、事業者によるサービス提供の基盤整備が一層促進される、と考えました。

要介護認定

要介護度を全国統一基準で認定し、要介護・要支援の程度に応じた給付限度額を設定しました。軽度の者も給付対象としており、給付限度額の水準は国際的に見て高いといえます。

今後の課題

介護サービス費は、要介護高齢者の増加、介護期間の長期化、世帯構造の変化等に伴って、二〇二五年には一九兆円～二三兆円に達すると推計され、また、雇用者数も多いので、我が国の成長産業の一翼を担うと期待されています。

しかし、今後急速にニーズが増大する大都市圏におけるサービス提供体制の整備、人口減少が進み衰退する地方における介護基盤の確保、優れた介護サービス人材の確保と定着、そのために必要となる従事者の処遇改善など、大きな課題も残されています。また、高齢者の医療サービスと介護サービスの連携などサービス提供の効率化、高齢者の住まいの環境整備、医療と介護に係るビッグデータの活用、介護サービスの質の評価と適切な情報開示、在宅の要介護高齢者の終生期の医療の在り方の見直しや看取りの問題への対応など、課題は山積しています。社会保障目的税とされた消費税の税率引き上げと介護分野への投入についての政治的判断は、今後一層重要となってくることでしょう。

官民役割分担の原則

NPOソシノフ代表理事　小松俊平

これから首都圏では、団塊世代の高齢化により、医療・介護需要が爆発的に増加し、必要な医療・介護を受けられない人が増えていきます。地方では、人口の減少により、多くの市町村が衰退していきます。衰退に向かう市町村からは住民が流出し、弱者が取り残されます。出生率が上昇しない限り、社会保障を支える現役世代の人口が減少し続けます。

日本の社会保障は、社会の変化への対応を迫られています。ケアシステムは、病院を中心に患者の治癒をめざすシステムから、地域の多様な関係者が連携して利用者の生活の質の向上をめざすシステムへと進化しつつあります。かつて現役世代の多くは、安定した雇用に支えられ、社会保障の対象外でしたが、この形も変わりつつあります。私たちも、教育、保育、介護、医療など、様々なサービスを密接に連携させ、若者の就労、社会参加を支援していく試みを始めています。

医療、福祉、教育といったサービスは、国や地方公共団体から強く統制されています。これらのサービスは、個々人の人格的生存に関わるのに、自由な経済活動に任せたのでは、うまく行きわたらないと考えられたからです。しかし、このことは、これらのサービスが、国や地方公共団体によってすべて直接提供されるべきことを意味しません。これらのサービスの提供には、医療法人、社会福祉法人、学校法人といった民間非営利法人が大きな役割を果たしてきました。不特定多数の利益を目的とする非営利法人を公益法人とすれば、これらの民間非営利法人は、公益法人と言えます。この定義によれば、国や地方公共団体も公益法人です。民間公益法人との違いは、公益実現の手段として、公権力を直接用いるか否かにあります。

民間公益法人の活動は、会社や市民と同じように、相手との合意によって進められますが、公権力の主体である国や地方公共団体の活動は、相手の合意を得ることなく、一方的に行うことができる点に特徴があります。公権力は、市民の権利を一方的に制約し、義務を課すことができる強い力ですが、それゆえに、その主体は自由に振る舞うことを許されません。現代社会では、国や地方公共団体は、法システムとして振る舞う場合にのみ、正当性を認められます。法システムとしての国や地方公共団体は、法規範の制定と執行という形式で作動します。法システムは、正しさの根本を過去に固定された規範に求めます。ものごとがうまくいかないとき、あらかじめ持っている規範に合わせて相手を変えようとします。このような規範的な態度に対して、経済、学術、テクノロジーといった社会システムは、認知的な態度を基礎とします。ものごとがうまくいかないとき、学習によって知識を増やし、自分を変えようとします。民間公益法人も、それが行政から独立した本来の意味の民間公益法人である限り、市場にあって生存を争う経済主体として、認知的に行動せざるを得ません。ニーズに合わせて自らを変え続け、成果を上げ続けられなければ、消え去るしかないのです。

日本の社会保障を、どのようにして社会の変化に適応させていくか考える際には、行政の限界を認識しておく必要があります。行政は、法に従わなければならないため、問題を的確に認識して、迅速かつ臨機応変に対応することは不可能です。公権力の主体として一方的に行動するため、時に独善に陥って破滅的結果を招きます。社会の変化は大きく、速く、複雑で、状況は困難です。法規範の制定と執行という形式で、問題を統一的に解決することは不可能です。社会保障の現場にあるそれぞれの主体が、それぞれの状況に応じて必死に考え、工夫に工夫を重ねた特殊な成功例を積み重ね、社会保障を進化させていくというアプローチを採らざるを得ません。国や地方公共団体の役割は、特殊な成功例が多く出るような環境を整えることです。現場に自由を与え、環境の公正さを保障することが重要です。

医療を例に考えます。日本の医療は、基本的に社会保険によって保障されています。県立病院も民間病院も、保険診療のルールによって診療を行い、報酬を得ています。行政機関が公費によって医療を一方的に与えるのではなく、病院が患者との契約に基づいて医療を提供しています。これが官民の競争を可能にし、医療サービスを進化させてきました。一方、診療報酬の外で、公費が合理性なく配分されています。機能の公益性が高いか低いかではなく、官立病院であるか民間病院であるかによって、公費の投入量が異なります。これが環境の公正さを歪め、自由な競争を阻害し、医療サービスの進化を遅らせています。千葉県の平成二四年度病院事業会計の決算見込みは、収益四四〇億円、費用四二七億円、一三億円の黒字としていますが、収益の内一〇六億円は負担金と交付金であり、税金からの穴埋めです。実質九三億円の赤字です。民間であればすぐに倒産します。亀田総合病院は、救急、災害、僻地、周産期、小児など、公的医療とされるものを、どの県立病院も圧倒するほど提供していますが、投入されている税金はわずかです。行政がサービスを提供すると、質は向上せず、費用はかさみ、時にルールが歪められます。

民間公益法人の存在は、社会保障という営為の中に、公権力にしか担えない部分と、公権力でなくとも担える部分があることを示しています。前者はルールの設定と監視というアンパイアが担うべき部分であり、後者はサービスの提供というプレイヤーが担うべき部分です。アンパイアとプレイヤーに求められる資質は異なり、アンパイアがプレイヤーを兼ねると試合の公正が損なわれます。アンパイアはアンパイアの役割に専念し、プレイヤーはプレイヤーの役割に専念すべきです。

地域持続の雇用戦略――三つの転換で交差点型社会を

中央大学法学部教授　宮本太郎

日本創成会議が二〇一四年三月に発表したレポートは、二〇四〇年には日本の自治体のうち半数近い八九六の自治体が消滅可能性を強めると予測して衝撃を呼びました。消滅可能性が高いと判断される基準は、その自治体における二〇歳から三九歳までの女性の減少率が二〇一〇年からの三〇年間で五割を超えることです。

今、多くの地方では現役世代の雇用機会が減少しています。特に女性の雇用機会が限定され、かといって専業主婦になろうとしても、もはや扶養能力のある男性は少なく、地域を去って東京に出ていく女性が増えています。ところが東京でも安定した仕事は見つからず、働きながら子どもを生み育てることは地方以上に困難です。こうして、日本全体で貧困が広がり人口減少が加速しています。

地方で雇用を再生させることは可能なのでしょうか。答えはイエスです。しかし、地方における雇用の再生は、従来のやり方とは根本的に異なる方法で実現していかなければなりません。

三つの転換が必要です。

第一に、雇用の場の転換です。これまでは地方に特定の産業がない場合は、雇用は公共事業によって確保されてきました。ところが、公共事業の予算が削減される中、二〇〇二年からの一〇年間で、建設業で働く人は一五八万人減少しました。これに対して急速に増えているのは、医療、介護、福祉の雇用です。この分野では、同じ期間に、女性を中心に二一九万人雇用が増大しています。

まずこの分野での処遇を安定させつつ、加えて、地元の農林漁業の生産物を地元で加工・販売するいわゆる第六次産業や、太陽光発電・風力発電などの再生可能エネルギー分野、さらには体験型ツーリズムなどでの雇用を追求していくことが重要です。高齢者が多いことや、自然が豊かであることが、雇用機会を広げるチャンスとなるということを認識し、その地方ならではの可能性を追求していくべきです。

第二に、全員参加型の雇用への転換です。これまでは、男性稼ぎ主が仕事に就き、家族を養いつつ、税金や社会保険料を払って就労困難な高齢者や障害者を支える、という形が一般的でした。しかし、支えられる側が数の上で増大し、支える側が経済的に弱っていく中では、こうした二分法を維持することは困難です。また、支えられる側と決めつけられてしまった人たちがほんとうに幸福かということも考えるべきでしょう。

これからは、老若男女が皆で地域を支える形が必要なのです。そのためにまず、働くことに困難を感じている人たちを支援する施策が不可欠です。家族のケアのために働くことが困難な人には保育や介護のサービスを、また知識や技能の不足で就労できない人には成人教育を提供することです。また、こうしたサービスが新たな雇用の場になります。

その上で、誰でも働くことができる職場づくりが求められます。今いくつかの企業では、専門性の高い業務から、誰にでもできる単純な作業を切り出して、一つの業務としてパッケージ化するという取り組みが始まっています。こうして中核的業務の効率性を高めつつ、高齢であったり障害があったりしてもこなせる仕事を作るのです。労働時間の短縮や柔軟化も、より多くの人たちが力を発揮する機会づくりになります。

第三に、雇用をめぐるライフサイクルの転換です。これまでの日本では、まず教育を受け、そして働きだし、女性は途中で仕事を辞めて家族のケアに関わり、男性は失業することなく勤めあげることができれば退職して年金生活、というパターンが一般的でした。これはいわば一方通行で後戻りできないライフサイクルでした。

日本人にとって当たり前になってしまっているライフサイクルですが、二つの点で大いに問題があります。まず、これからは地域社会を強くするためにも、一人ひとりに適材適所で存分に力を発揮してもらうことが大切なのに、やり直しが効かないこの仕組みでは、自分により合った仕事に就くためチャレンジすることがとても難しいのです。また、このライフサイクルは時間と共に、女性は家庭に、高齢者は年金生活に振り分けられ、あるいは失業によって以前と同じように活躍することが困難になるなど、全員参加を困難にする仕組みでもあります。

これからは、仕事に就いてから教育を受け直したり、退職してから新しい仕事を始めたりするなど、後戻りの効く仕組みが必要です。あるいは、教育や家族のケアと就労に同時に取り組むことを可能にすることも大事です。すなわち、一方通行型社会から交差点型社会への転換です。

この交差点型社会の形を示したのが**図**です。まず真ん中の雇用の島を、地方ならではの条件を活かして構築していくと共に、雇用と教育、家族、失業、加齢・体と心の弱まりを双方向的につないでいく政策や制度の橋を架けることが求められます。雇用の島を作り出し、四つの橋を構築していくのは、国、自治体、民間事業者の共同作業です。それぞれがどのような役割を果たすことができるかは、**表**にまとめてあります。ⅠやⅢの橋を構成するのは地域のニーズに密着した専門学校や大学、Ⅱの橋を構成するものとして就学前教育や子どもたちの放課後の質を高める場づくりが挙げられます。さらに、Ⅳの橋を成り立たせるものとして、高齢者だけではなく、体と心が弱まってしまったより多くの人々をアクティブにしていく真に包括的な地域ケアシステムが考えられます。

図：一方通行型社会から交差点型社会へ

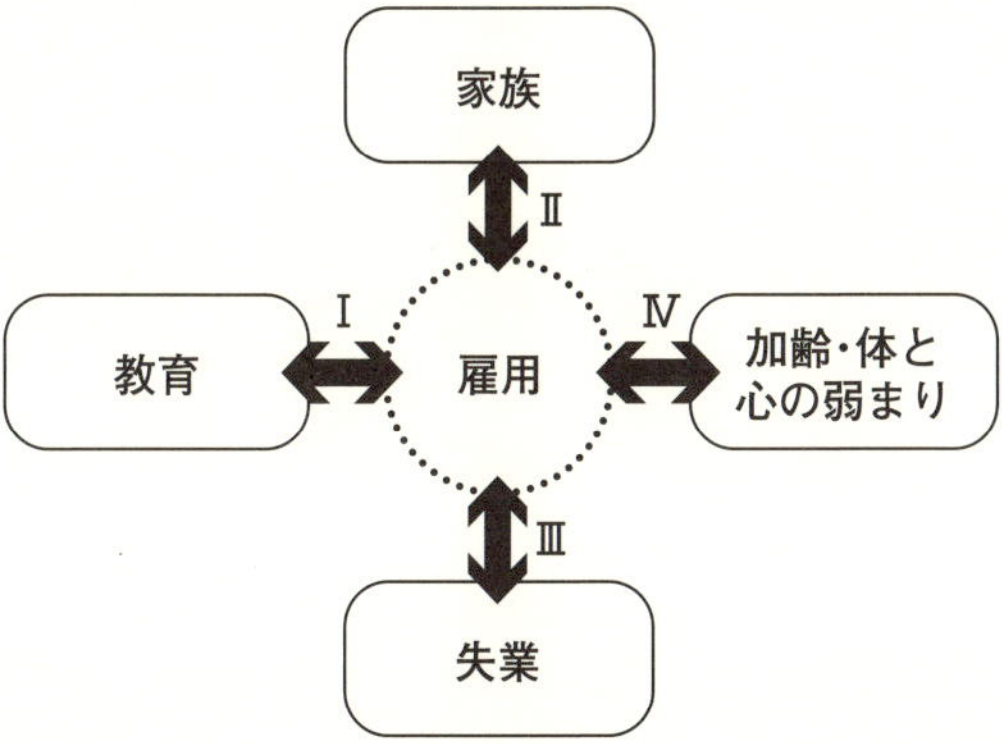

表：四つの橋と雇用をめぐる分担の例

	国	自治体	市民社会
Ⅰの橋	新奨学金制度	生涯教育	フリースクール等
Ⅱの橋	育児・介護 休業制度	子ども子育て 新制度	育児支援 NPO 等
Ⅲの橋	積極的 労働市場政策	無料職業 紹介事業	民間専修学校等
Ⅳの橋	在職老齢 年金制度	高齢者就労支援 地域包括ケア システム（社会参加）	高齢者協同組合等

遠い理想のように見えるでしょうか。実は決してそうではありません。こうした持続可能な地域づくりは私たちの周りで既に始まっています。大事なことは、ばらばらに行われがちな取り組みをつなげ連携させていくビジョンなのです。

首都圏の医療・介護の近未来

国際医療福祉大学大学院教授　高橋　泰

日本では、後期高齢者の一時的な急増と、若年人口の長期にわたる大幅な減少という世界史上未曾有の大変化が進行しつつあります。

二〇二五年には団塊の世代が七五歳以上の後期高齢者になります。日本で後期高齢者の増え方が最も激しいのは、神奈川県、埼玉県、千葉県などの東京のベッドタウンで、二〇一〇年から二〇二五年にかけて、七五歳以上の人口が倍増します。

さらに困ったことに、この地域は人口あたりの医師数が日本で最も少ないので、医療が極端な供給不足に陥ると予想されています。

それ以上に大変な状況になるのが介護です。**図1**は、二〇一〇年における、後期高齢者一〇〇〇人に対して老健、特養、療養病床、高齢者向け住宅などの要介護の高齢者に対応した施設の収容能力を、地域ごとのレベルで表しています。

色が濃ければ濃いほど収容能力の少ない地域です。

二〇一〇年では、新宿・中野・杉並地区と太田・品川地区が七〇床以下、他の二三区内が九〇床以下と、二三区内の要介護の高齢者に対応した施設の収容能力が、際立って低くなっています。一方で、神奈川県、埼玉県、千葉県の東京湾周辺地域の収容能力は高くなっていることが分かります。

つまり、これらの東京湾周辺地域が、現在の東京で収容しきれない高齢者の多くを引き受けていることが想像されます。

図1は、今後、前記高齢者施設が新たに建設されないと仮定した場合の、二〇二五年における、各地域の後期高齢者一〇〇〇人あたりの収容能力を表しています。

現在、収容能力の高い地域でも二五年には後期高齢者数が急増し、収容能力が低下します。東京の介護は、そう遠くない将来、とてもとても厳しい状況になることが予想されるのです。

このような状況に対処する方向性は、基本的に次の二つにまとめられます。

方向性一：後期高齢者の増加に応じて施設や人員を増強する

方向性二：一人あたりの医療・介護資源消費量を減らす

高齢者を支えるべき若年人口の急速な減少と一〇〇〇兆円を超える借金を抱える国家財政を考えると、これまでの延長上である方向性一は、遅かれ早かれ破綻する可能性が極めて高いのです。我々のめざすべき道は方向性二でしょう。

方向性二をもう少し具体的に述べると、一人の高齢者が、自立状態から死亡に至るまでの期間に使用する医療・介護資源消費量を、現在の三分の二程度に減らすことでしょう。この場合の重要な付帯条件は、「人生のトータル満足度を下げない」ということです。これを実現できたとすれば、現在の高齢者に対するインフラの水準で何とか対応できることになります。

首都圏の個人はどう対応できるのでしょうか。検討すべき第一の策は、「移住」でしょう。退職間もない夫婦が首都圏から地方都市に移住すると、お金に余裕が出来ます。お金があれば入院も施設入所も容易にできます。受け入れる側の地域も、移住者にお金を落としてもらえます。首都圏に残った人から見れば、一人あたりの病院や施設の取り分が増えることになります。送り出す自治体にとっても、たとえ転出者の移住先での医療・介護に対する市町村の負担増を肩代わりしたとしても、首都圏に残っている場合と比べれば、出費が少なくなります。

首都圏、名古屋周辺は現状でも医

図１：後期高齢者1000人あたりの施設収容能力

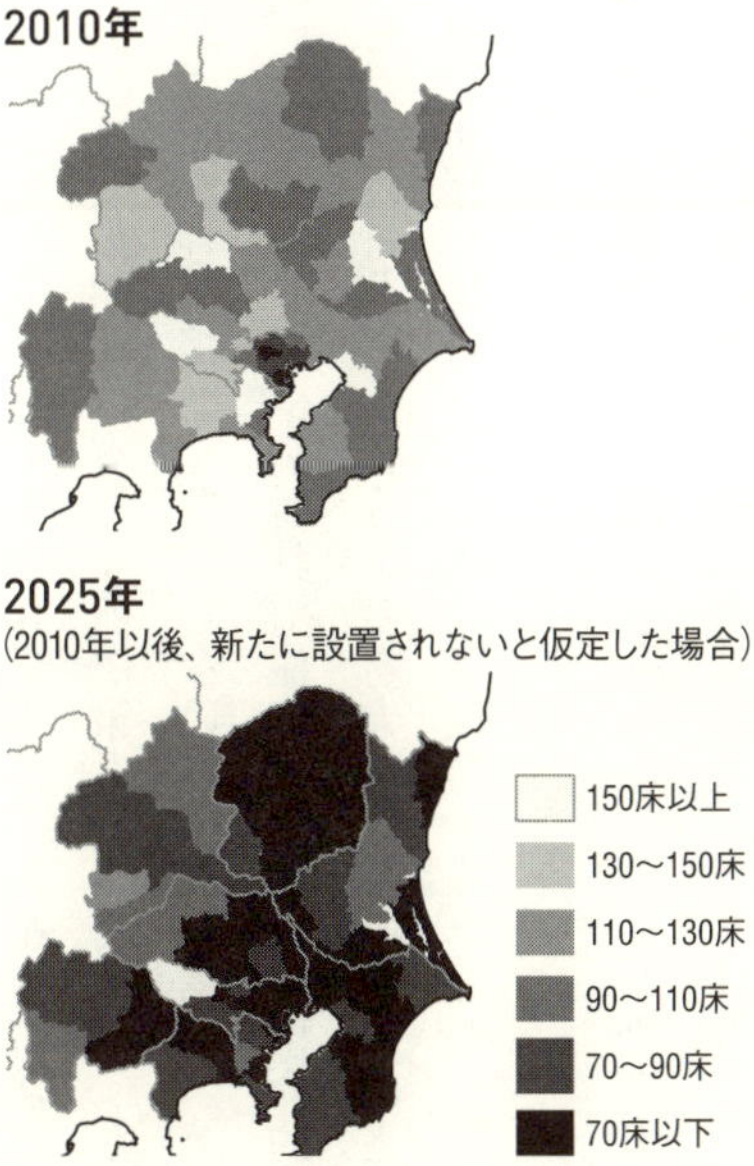

療・介護資源が少ない上に、今後、急速に高齢者が増加します。大都市部から、医療・介護に余裕のある地方に「移住」するというのは、二〇二五年問題の有力な解決策と言えます。

移住に続く第二の策としては、高齢者自身が周囲からの援助を期待しない「自立的老い」です。自らの身体機能を低下させる可能性の高い介助を断り、福祉器具や住宅改築などを積極的に利用し、進んでリハビリを行い、自分で何とかやれる期間を長くする努力をして「自立的老い」をめざすのです。社会も高齢者の自立期間を伸ばす努力を、徹底的に援助することが必要です。

第三の策として、自分の死に方を人任せにせず、自身の望む死に方を決めることも重要です。家族や医師などの周囲の人も本人の意思を尊重して、望むような終末期を実現してあげることが求められます。

この三つを実践する人が増えれば、恐らく、現在、後期高齢者に提供されている医療・介護量の三分の一程度は減らすことができ、現在のインフラで何とか急速な高齢化の波を乗り切ることができます。さらに個人の老い方や死に方に対する満足度も上がるのではないのでしょうか。

財政難の中での寄付の役割――共感と資金を集める

ＮＰＯ日本ファンドレイジング協会代表理事　鵜尾雅隆

地域の問題を解決するには、一定量のお金が必要です。しかし財政難の中、行政の提供する資金だけに依存すると、どうしても社会課題の革新的な解決策が生まれにくいのです。これは世界共通の課題です。リスクのある新しいチャレンジだと、企業の投資や行政の支援が出にくい現実があります。だからこそ、民間非営利法人による革新的な課題解決の試みが求められるのです。そしてその活動を応援する民間の「共感に基づく」資金が必要です。

その資金をＮＰＯなどが集める手段が「ファンドレイジング」です。これは、単なる資金集めではなく「共感に基づく組織マネジメントのスキル」だと考えてください。共感を軸に、組織も事業も財源もマネジメントしていくことで、採算の取りにくい事業を最大効率化させることができます。そしてより多くの人たちに社会課題の解決に参加していただくための方法でもあります。

ファンドレイジングの第一歩として大事なことは、自分たちのことをどう伝えるかです。まず、社会の人たちに対して、支援を必要とする人たちの抱える問題を説明し、共感してもらいます。そして共感してもらった人たちに対して、自分たちの団体の持っている解決策を説明して、納得してもらうことが大切です。この二つを繰り返すことがまず基本です。単に「支援をお願いする」ということではありません。

人間は、例えば「この子かわいそうだな」とか「素敵な夢だな」と、右脳で共感しないとどうしても寄付行動を起こしません。自分の消費満足だけを考えると、寄付行動は合理的ではないので、大きく心を揺さぶられることが必要です。その次に、「この団体は信用できる」「寄付したお金はちゃんと使われる」と左脳的な、論理的な部分で納得すれば、寄付しやすくなります。右脳から入って、左脳に落とすということなのです。

ファンドレイジングの可能性は、まだあります。行政の補助金は縛りが多く、使える範囲も限定的で広がりを持ちません。しかし、ファンドレイジングは、共感が生まれる過程で新しい人が巻き込まれ、解決策が生まれ、そこからまた新しい人や組織、サービスのつながりが生まれと、とても有機的でクリエイティブです。それ自体が、社会問題を解決に導くプロセスでもあるというわけです。

日本には寄付文化がないと言う人がいます。二〇〇五年の内閣府税制調査会資料によれば、二〇〇二年の個人の寄付は日本が二一八九億円、アメリカが二二兆九九二〇億円でした。確かに日本の寄付額はアメリカに比べれば少なく、特に個人の寄付額が非常に少ないです。ただ、私が思うに、日本には寄付文化がないのではなくて成功体験と習慣がないだけです。日本では「社会の一員として何か社会のために役立ちたい」と思っている人が六六・七％もいます（二〇一二年度内閣府社会意識に関する世論調査）。自分が亡くなる時に資産を社会に役立つことで残す遺産寄付に二四・一％もの人が関心を持っています。そのＮＰＯがあることで例えば地域の高齢者医療や介護サービスが良くなるなど、日本に合う形での寄付の成功体験を得られるようになれば、確実に意識は変わります。

第二章

地域包括ケアの戦略

ケアを向上させるには、多様な主体が協働しなければなりません。国は、行政の権限強化とサービス提供組織の統合で、協働を実現しようとしています。しかし、現場に近い主体が地域の特殊性にかなう形で連携するには、行政を経由した統一的な方法ではなく、現場同士が直接連携する仕組みが必要です。利用者に関する情報のやり取りを、合理性に基づいて標準化し、それを地域の協定、あるいは契約複合で実現するなど、非権力的枠組みの社会プログラムが大きな手段になります。IT技術のさらなる活用が必要ですが、従来の電子カルテは、他の業者に乗り換えられないようにするために、囲い込んで情報のやり取りをしにくくする傾向が見られました。医療・介護情報の合理的かつ公正な取り扱いの基本ルールが望まれるところです。

小松秀樹

地域包括ケアの戦略――合理性に基づく標準化

ＮＰＯソシノフ代表理事　小松俊平

現在の日本では、急性期から在宅にわたる医療・介護の諸分野で、様々なサービスが提供されています。関係する事業主体、事業所、職種も様々です。この多様さゆえに相互の連携は難しく、高齢者が最期まで安心して過ごせるシームレスな体制を地域で構築できているとは言えない状況です。地域包括ケアを、医療・介護を含めた生活全般の質を高めるための支援と捉えれば、その内容は、さらに多様で非定型になります。サービスの提供者側が相互に動きを予期することが難しくなり、連携は一層困難になります。このような中で、どのようにすれば、サービスの断片化を防ぎ、高齢者が最期まで安心して過ごせる体制を地域で構築していけるでしょうか。

国の出した答えの一つは、事業主体の統合です。社会保障制度改革国民会議報告書から引用します。

医療法人等の間の競合を避け、地域における医療・介護サービスのネットワーク化を図るためには、当事者間の競争よりも協調が必要であり、その際、医療法人等が容易に再編・統合できるよう制度の見直しを行うことが重要である。

　このため、医療法人制度・社会福祉法人制度について、非営利性や公共性の堅持を前提としつつ、機能の分化・連携の推進に資するよう、例えばホールディングカンパニーの枠組みのような法人間の合併や権利の移転等を速やかに行うことができる道を開くための制度改正を検討する必要がある。


これを受けた産業競争力会議医療・介護等分科会中間整理から引用します。

　複数の医療法人及び社会福祉法人等を束ねて一体的に経営することを法制上可能とする非営利ホールディングカンパニー型法人（仮称）を創設する。

　複数の法人が一体となることで、病床機能分化や医療・介護等の連携が容易になり、急性期医療から在宅介護・生活支援サービスに至る高齢者が必要とする一連のサービスを切れ目なく、体系的に行うことが可能となる。


国はさらに、統合した事業主体への統制を強める中央集権的アプローチを志向しているように見えます。報告書の言葉から論理をたどると、「都道府県の権限・役割の拡大」によって、今まで以上に権力性の強い「地域医療ビジョンや医療計画」を策定し、市町村にそれを「踏まえた内容」の「地域包括ケア計画」を策定させ、そこに「消費税増収分の活用」によってもたらされる資金を投入して、民間の事業主体にも従わせることで、「他国のように病院などが公的所有であれば体系的にでき」たはずの「医療・介護提供者間のネットワーク化等の医療・介護の一体改革」を実現するということになります。

しかし、重要なのは、利用者側から見てサービスがうまく組み合わされた形で提供されることです。事業主体の統合と、サービスがうまく組み合わされることとは別の問題です。医療・介護サービスをすべて国が提供すれば、サービスがうまく組み合わされるというわけではありません。

しかも、地域包括ケアをめざすとすれば、ケアの目標が、患者の治癒から、利用者の生活の質の向上に広がります。生活ニーズは極めて多様です。それにうまく応えるには、提供者側が、それぞれの創意工夫でニーズへ接近していくように、競争環境を設定するしかありません。何がニーズを満足させるかを、マーケットではなく、国が決めるとすれば、サービスの進化は止まります。事業主体を統合し、統合した事業主体への統制を強める中央集権的アプローチは、ニーズへの接近を阻害します。

国は、国を頂点とするピラミッド型の階層構造によって、医療・介護サービスを統合しようとしています。しかし、利用者側から見てサービスがうまく組み合わされた形で提供されるために必要なのは、よりサービスの利用者側に近い部分での連携です。上意下達の階層構造は横方向の連携を阻害します。めざすべきはネットワーク構造による多元的アプローチです。

参考になる枠組みとしては、WTO設立協定のような多国間協定があります。締約国はそれぞれ独立で対等な主権国家ですが、協定によって自由貿易体制を構築しています。この主権国家を、医療・介護に関わるそれぞれの事業主体に置き換えて、高齢者が最期まで安心して過ごせる体制を地域で構築していくための協定を結ぶのです。協定の形を作るのが難しいのであれば、契約を複合させていく方法もあります。

必要なのは、サービスの提供者側の予期を収束させ、サービスの利用者側に近い部分での連携を促すような枠組みです。法令のような権力的枠組みは、一方的に覆るため、予期を確立できません。サービスの反応を素早くフィードバックすることもできません。協定や契約のような、非権力的枠組みを用いるべきです。

権力や権威に基づいて行為を定型化する枠組みが社会を覆うと、社会の進化が妨げられます。現実と乖離した脆弱な社会構造がもたらされ、それが崩壊して大被害を招くことがあります。私たちがめざすのは、合理性に基づく行為の標準化です。

地域包括ケアと情報ネットワーク

医療法人鉄蕉会亀田総合病院院長
社会福祉法人太陽会理事長
亀田信介

情報通信技術の進歩により、医療・介護の現場においても電子カルテ導入をはじめとした情報化が進められてきました。歴史的には一九九九年に診療録の電子保存が法律上認められ、情報の共有化やデータの二次利用による医療の効率化と質の向上が期待されましたが、実際は思ったような成果を得られませんでした。

なぜ十分な成果を得られなかったのか

原因としては、医療従事者が情報の共有や公開に消極的であったこと、事業所ごとに異なる情報システムの情報を実用に耐えられる簡便性やスピードをもって伝達することが技術的に困難であったこと、民間で活用可能な国民共通ＩＤが存在しなかったことが挙げられます。加えて、ソフト開発業者が、他社のシステムに乗り換えられないようにするために、情報の囲い込みに熱心で、他業者のソフトとの間で、情報のやり取りをしにくくしたことも大きかったと思います。

急激な長寿化による医療・介護資源の不足を克服するためには、情報通信技術を基盤としたネットワークの構築が喫緊の課題です。最先端技術を活用したハードとソフトの開発は継続して進めなければなりませんが、医療・介護サービスの向上を阻む最大の問題は、医療・介護情報の合理的かつ公正な取扱いの基本ルールが構築されていないことにあります。

地域包括ケア

近年、地域包括ケアという言葉が頻繁に使われていますが、具体的なモデルは存在しません。二〇一三年八月に発表された社会保障制度改革国民会議報告書には、「地域での包括的なケアシステムを構築して、医療から介護までの提供体制間のネットワークを構築することにより、利用者・患者のＱＯＬの向上を目指す」と書かれています。基本的には高度急性期から長期療養、施設介護、さらには在宅に至るサービスの資源を地域において総合的に確保した上で、ネットワークを構築して、効率的に、切れ目なくこれらのサービスを提供しようとするものです。「ネットワーク」が機能するためには、情報のスムーズなやり取りが必要です。利用する施設やサービスの間で情報がスムーズに伝達されなければ、大きな無駄が生じるだけでなく、サービス水準の致命的な低下は避けられません。

検査機器や検査結果の共同利用

例えば、日本のCTやMRIをはじめとする高額医療機器の数は、諸外国に比べて圧倒的に多く、小さな診療所でさえCTやMRIが設置されていることが珍しくありません。その結果、必要ない検査が行われたり、専門家による適切な診断が下されないことが生じます。今後、効率的で質の高い医療・介護サービスを実現するうえで、地域全体の資源を活用することが重要です。そのためには、組織や距離の壁を越えて、情報の共有や人的交流、高額機器の共同利用を簡便に行うための基盤が必要です。

電子カルテやアプリケーションの共通化

近年のクラウド技術の進歩に伴い、公的個人認証を用いた個人の特定と、閲覧者の権限や認証の管理を行う中継サーバを設置できるようになりました。これによって、ネットワークの基本となる情報のやり取りが可能になりました。アクセスできる情報を資格によって上手に制限できるようになりました。

このような環境下で、地域の医療機関が同じ電子カルテやアプリケーションを使うことができれば、情報伝達は極めて容易になります。例えば医師は、自院以外でもはじめから違和感なく診療を行うことができます。亀田総合病院は、県内の医師不足の病院から緊急に応援を要請されることがあります。こうした場合、電子カルテが共通であれば、支援を効率的に行うことができます。さらに、基幹病院の高額医療機器を用いた検査結果を参照したり、そこに検査をオーダーすることが可能になれば、地域医療の効率化と質の向上につながるでしょう。様々な事業所や職種が関わる介護分野においても、クラウド技術を活用し、地域で同じアプリケーションを利用することにより、業務の効率化と質の向上、さらに医療との連携を実現できるはずです。

基本ルールの必要性

しかし、従来の電子カルテで見られた情報の囲い込みのように、自らの利害のために勝手なことをしていたのでは、地域の情報ネットワークとしては成立しません。医療・介護の効率化と質の向上を実現するためには、情報の合理的かつ公正な取扱いを定める基本ルールが必要です。

医療・介護サービス提供者は、共通の電子カルテを使用しない場合でも、公正な条件の下に、平等に情報にアクセスできなければなりません。そのためには、サービス提供者を分類し、基本的な情報を分類し、情報蓄積の方法などを定める必要があります。しかし、共通の電子カルテやアプリケーションの使用をルールでどう位置づけるかについては、精密な議論が必要です。特定のアプリケーションが強制されるとすれば、多様性が損なわれ、個々の施設の細かな対応に支障が出かねません。特定のアプリケーションについて、参加と脱退の自由がなければ、公正な競争は生じず、進歩が阻害されます。

第三章

急性期病院からの退院がその後の方向を決める

急性期病院は、病気の発症から進行を止める、あるいは、回復のめどをつけるまでの医療を担当しています。亀田総合病院では、入院患者の一五％が新たに要介護状態になって退院します。急性期病院の医師は、生命の維持を最大の目的としており、入院中の決定が患者のその後の人生にどのような影響を与えるのか、十分な知識を持っていません。例えば、胃ろうの造設は、しばしば、本人が意思表示できない時点で決められますが、胃ろうが着いた状態で療養病床や施設などに移ると、ほとんどの人は生涯自宅に帰ることなく最期まで過ごすことになります。これが本人の望んだことかどうかが問題になります。すべての人間にとって死は不可避です。どのような最期を迎えるのか、周囲の人たちと話し合ってよく考え、できれば自分の希望を表明しておくことが、よりよく生きるのに必要なのです。

小松秀樹

急性期病院からの退院――成否を決める三要素

津山中央病院総合内科・感染症内科医長　藤田浩二

急性期病院からの退院について、千葉県の亀田総合病院を例に、急性期病院が何を考えて行動しているか説明します。

亀田総合病院は急性期医療を担っています。三次救急病院として、二四時間三六五日、救急患者を受け入れています。急性期医療とは、病気の発症から、進行を止める、あるいは、回復が見込めるめどをつけるまでの医療です。完全な回復や、社会復帰までのすべての過程を担当しているわけではありません。当然、要介護者を預かる施設ではありませんし、看取りのための施設でもありません。

千葉県では、埼玉県、神奈川県と共に全国屈指のスピードで高齢化が進行しつつあります。これに伴い、医療・介護需要が増加しています。しかも、千葉県は埼玉県、茨城県と並んで、日本で最も医療サービスの提供が不足している地域です。高齢化によって、医療サービスの提供不足がさらに深刻になりつつあります。亀田総合病院では、医療が荒廃している近隣の二次医療圏からの患者の流入があり、病床の足りない状況が続いています。

現在、平均在院日数は一二日前後を推移しています。平均在院日数が一日延びると、一〇％近い患者が入院できなくなります。

急性期病院では、様々な専門家が活動し、各種の高額医療機器が稼働しています。このため、莫大な資金を必要としています。急性期病院は、地域の住民、県民、国民の共有財産です。救える命を一人でも多く救うためには早期の退院がどうしても必要なのです。

ただし、早期退院は次の患者のためであって、退院する患者のためではありません。身体障害の残った患者の早期退院は容易なことではありません。日常生活に不自由が残ると、退院して自宅に受け入れるのに、家族は不安になります。療養病床への転院には時間がかかります。介護施設には入所を待っている人が大勢います。介護の苦労から解放された家族が、退院を先延ばしにしたがるのはよく理解できます。介護施設より病院の方が、経済負担が少ないことも、早期退院を難しくします。

早期退院できるかどうかを左右する三つの要素があります。

(1) 治療期間
(2) 日常生活動作
(3) 退院後の受け入れ側の環境・マンパワーの整備

誤嚥性肺炎で入院した高齢男性を例に見ていきましょう。

第一の要素、治療期間は主治医の視点です。

八五歳男性、脳梗塞後の後遺症のため右半身が不自由です。嚥下力が落ちていて、むせやすい状態にあり肺炎を繰り返しています。抗菌薬を一週間あるいは二週間投与するのが標準的治療です。点滴治療を開始して数日すると、熱が下がり始め酸素投与は不要になります。残りの約一〇日間はダメ押し的な治療です。急性期を脱すれば、主治医は早期に退院させようと考えます。後方病院への転院を考慮したり、速やかに退院させてその後の治療を外来で行ったり、あるいは在宅診療を導入して継続治療することもあります。退院調整は主治医の指示で開始されます。

二番目の要素、日常生活動作はリハビリスタッフの視点です。

肺炎治療が軌道に乗っていても、日常生活動作が不自由だと、元の生活環境にすぐに戻れるとは限りません。歩行は大丈夫か、飲食や排泄がきちんとできるかなどが問題です。リハビリスタッフから見える問題点は、時に主治医には見えておらず、二次的なトラブルがよく起きます。事実、このケースでは、肺炎の経過が良好だったため自宅に退院させましたが、自宅で肺炎が再発しました。しかも、歩行が不自由だったため、転倒し大腿骨を骨折して再入院となりました。

三番目の要素、退院後の受け入れ側の環境・マンパワーの整備はソーシャルワーカーの視点です。

高齢者では、治療やリハビリが終わったとしても元の生活環境に戻れない場合があります。再入院になった男性は寝たきりになり、嚥下力もさらに低下し、介護にますます手がかかる状況となりました。家族も自宅の改修工事やさらなるサービスの導入が進まなければ、自分たちでは面倒を見ることができないと訴えます。また、他の施設に移る場合には、その時点での日常生活動作に見合う施設や病院に空きがあるかどうかが問題になります。自宅退院が難しいということで、主治医が慌ててソーシャルワーカーに連絡し転院先を探しますが、簡単には見つかりません。結果的に入院が長引きます。早期からソーシャルワーカーと情報がシェアされていれば転院はスムーズにいきますが、主治医にはこの問題が見えておらず、慌ててソーシャルワーカーに丸投げするため調整が遅れます。

以上が、退院に関する病院側の三つの要素です。それぞれの要素で中心的役割を担う職種が異なります。ちなみに、要介護者の早期退院策の一つとして在宅診療を上手に導入するという方法があります。北里大学病院トータルサポートセンター長（前亀田総合病院在宅医療部長）の小野沢滋医師のデータによると、在宅医療部が介入した場合には、他院・他施設に転院する場合に比べて有意に急性期病院の入院期間が短縮されます（**図**）。結果として三次救急病院の貴重な医療資源を節約できます。

以上は、病院側からの議論です。身体障害の残った患者が実際にどのような生活を送ることになるのか、退院時の選択がその後の生活にどのような影響を与えるのかについては次で扱います。

図：亀田総合病院からの要介護者の退院先別在院日数中央値

（介護施設への退院は数が少なかったので除いた）

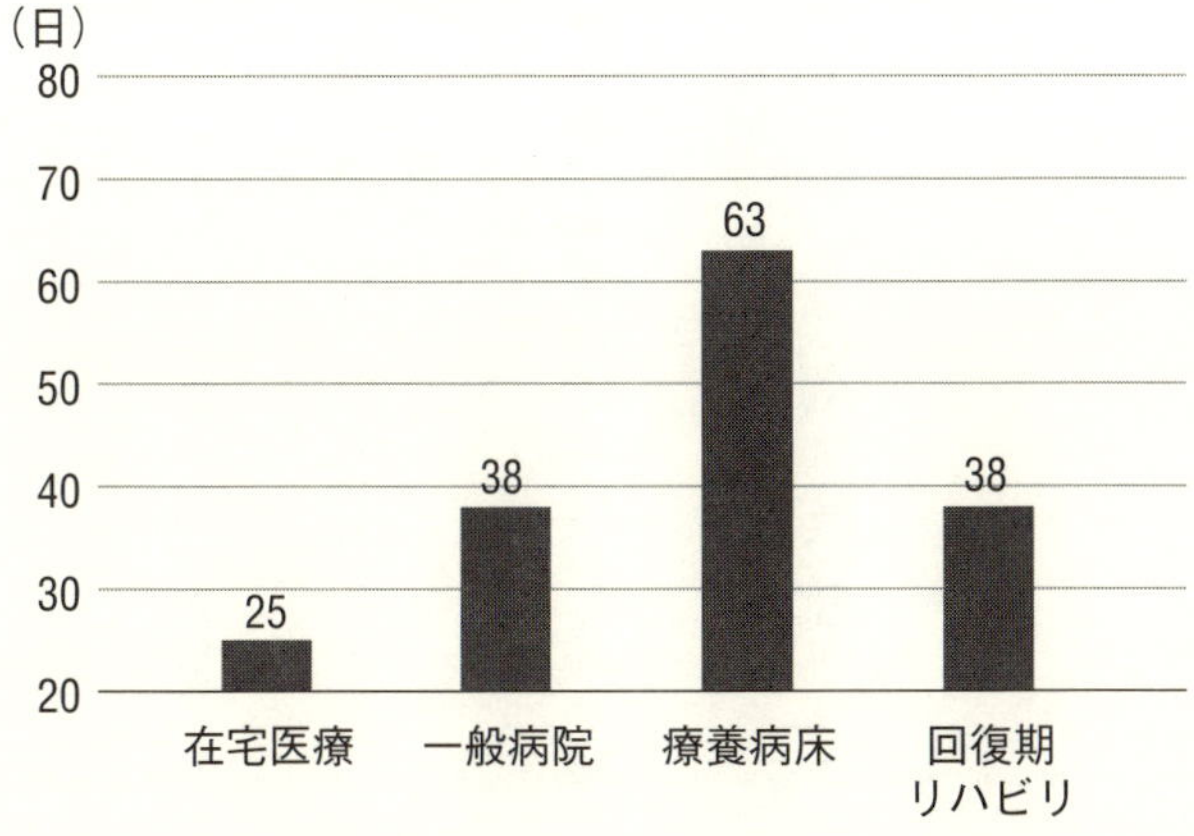

【コラム③】安房10万人計画　高齢者を迎えるための作戦　小松秀樹

『安房10万人計画』では、高齢者を迎え入れるために次のような作戦を立てました。

1　ケアの民間規格を策定し、施設や活動を認証する。規格で質を保証し、規格の改定で質の向上を図る。高齢者の財産管理の規格化も行う。

2　地域の医療機関、介護施設で規格の共有を図る。これによって、地域全体の質を保証する。

3　地域の医療・介護施設で情報のやり取りの基本ルールを作成する。

4　ワンストップ相談と意思決定支援：あらゆる困ったことの相談に乗る。財産管理を引き受ける。

5　「安心使い切り保険」：高齢者に老後の生活を快適にするためにお金を使ってもらう。生存中のサービスの継続を保険会社が保証する。

6　送り出し側の自治体、受け入れ側の自治体の協力体制を構築する。

7　送り出し側の医療機関、介護施設と受け入れ側の医療機関、介護施設の協力体制を構築する。

8　送り出し地域の住民と交流する。

9　ターゲットを絞った多様な高齢者向け住宅を用意する。

（コラム④はP86）

急性期病院からの退院――あなたの望みがかなうとは限らない

みその生活支援クリニック院長　小野沢　滋

急性期病院からの退院について、患者の希望がどの程度かなえられるのか、現状をご説明します。

大きな病気になって入院するというのは、多くの人があまり考えたくないことでしょうが、ほとんどの人が人生の最期が近づくと必ず遭遇する事態です。

果たして、病院はあなたを元通りにしてくれるのでしょうか。残念ながら、高齢であればあるほど、元通りの状態になるのは難しいでしょう。

日本人の中には、何が何でも長期間生きていたいと考える人がいます。一方で、「意識のないまま、人工呼吸器や何本もの点滴チューブにつながれるようなことはいやだ、人生の最期は自分の家で穏やかに死んでいきたい」と考えている人も大勢います。あなたが後者の場合、果たしてその望みはかなうのでしょうか。

胃ろうが着く可能性

急性期病院から、要介護状態で退院する場合、どこに退院するのかを見てみます。

図1は亀田総合病院から退院した六五歳以上の患者の要介護度を調査したものです。約三〇%が要支援以上の介護度でした。ただ、このうちの約半数はもともと要介護状態であると家族の申告があった人ですので、入院直前まで元気だった人のうち、一八%弱が一人では生活できない状態で退院することになります。実は要介護者の多くは、急性期病院への入院をきっかけに要介護状態に陥ります。

要介護になった時に、その後の生活に大きな影響を与える処置がなされることがあります。例えば、最近話題になるようになった胃ろうです。胃

図1：65歳以上の退院患者の要介護度割合

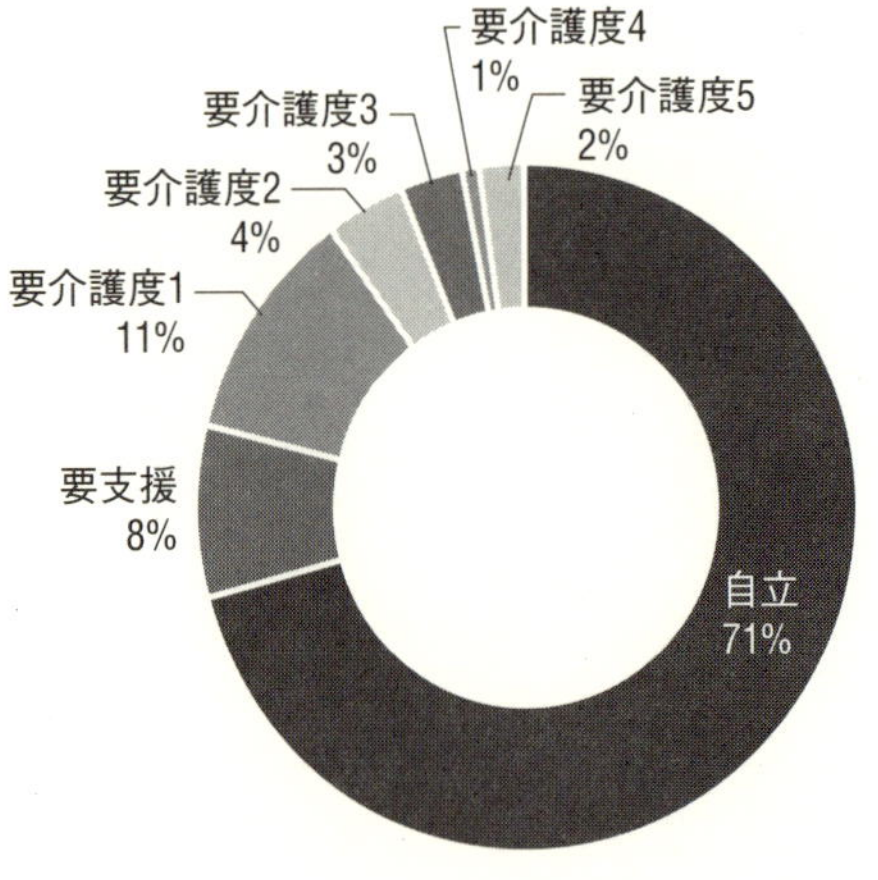

ろうは生活の質を高めるのに有用な場合がありますが、そうでないこともしばしばです。胃ろうのきっかけとなる病気は、急性期病院で治療されます。胃ろうに至るには、いくつかのパターンがあり、最も多いのは脳血管障害です。胃ろうを造設するかどうか決める段階では、あなたに判断能力はほとんどなく、家族と医師があなたの運命を決めることになります。次のようなやりとりになることでしょう。


「お父様は、今は口から食べられない状態です。このままでは命が危ないので人工的な栄養を考えなくてはなりません。」

「栄養を保てば、また口から食べられるようになるのでしょうか。」

「それは何とも言えません。食べられるようになる方もいますし、そうでない場合も少なくありません。」

「分かりました。では、最善を尽くしてください。」

「分かりました。では、胃ろうをお勧めします。」


急性期病院の医師にとって、最善を尽くすとは、すなわち命を延ばすことに他なりません。本人や家族が満足できる穏やかな終末期より、延命のためにギリギリの闘いを続けることを勧めがちです。残念なことですが、急性期病院の医師の多くは、要介護者が退院後どのような人生を送ることになるのか、入院中の決定がその後の人生にどのような影響を与えることになるのか、ほとんど知りません。急性期医療そのものに大きな価値を見出しており、しばしば患者の終末期が軽視されがちです。大学病院のように、命を延ばすことを中心に診療を行っている場が、若い医師の教育の中心であることが影響しています。

自宅へ帰れない

胃ろうが造設された後のあなたの人生はどのようになるのでしょう。**図2**は、亀田総合病院で胃ろうを造設した患者の退院先です。自宅に帰っているのは二四%。リハビリ病院や一般病院に転院した場合には、そこから自宅に帰ることもあり得ますが、一〇%程度上積みしても、約三分の一が自宅へ帰れるに過ぎません。胃ろうがあるだけで生活の場を限定されます。療養病床や介護施設に移ると、ほとんどの人は、二度と自宅に帰ることなく数年後に施設で最期を迎えることになります。

治療のやめ時を逸する

悪性腫瘍の場合はどうでしょうか。医師が「もう治療が効かないな、根治は無理だな」と思ってから、あなたにそのことを告げるタイミングは、その担当の医師によって大きな違いがあります。また、あなたの聞く態度によっても医師の言動は変化していきます。あなたが都会に住んでいると、突然、「もう治療がないので私たちの病院に入院し続けるのは制度上無理です。ホスピスを探してください」などと言われてしまうことも、まれではありません。

図3に示したように、国民の多くは、がんを診てくれていた病院で診療を受け、自宅で在宅医療を利用しながら過ごして、必要があればホスピスに入院したいと考えていますが、これは、少なくとも都市部や首都圏のベッドタウンでは、最も運の良い人に例外的に起きるお伽話に過ぎません。**図4**は、北里大学病院での末期がん患者の退院支援の結果です。ホスピスに転院するのはわずか

図２：胃ろう造設患者の退院先

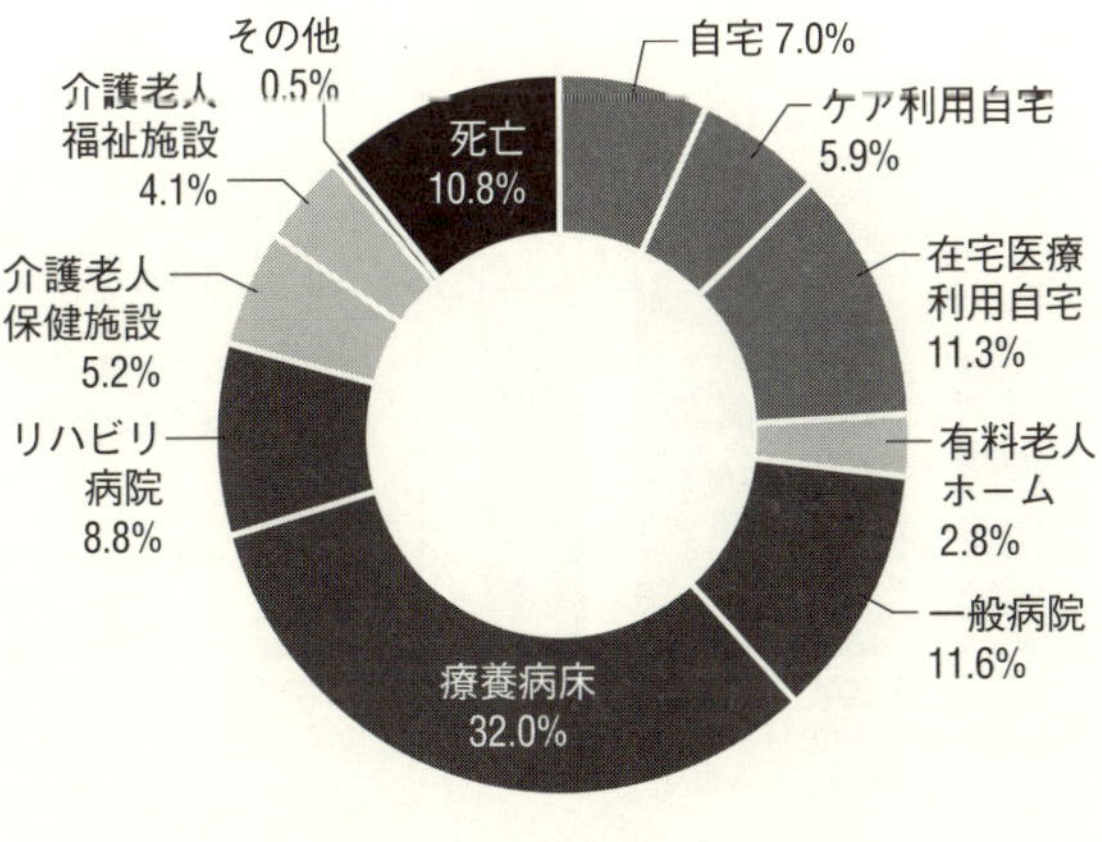

一・六%程度に過ぎません。国のデータを見ても、ホスピスで亡くなる方は一〇%未満で、国民の期待と大きな差があることが分かります。

いくら自分の意思を通したいと思っていても、医師が告げてくれなければ、あなたが自分の病状が既に取り返しのつかない状況にあることすら知ることができないのです。その結果、混乱したあなたは医師の勧めるまま治療を続け、不本意な最期を迎えることになります。

他人事ではなく議論を

あなたの人生は急性期病院への入院で大きく変化するのですが、これまで示したように、その変化は必ずしもあなたの望むようにはな

図3：終末期に希望する療養場所

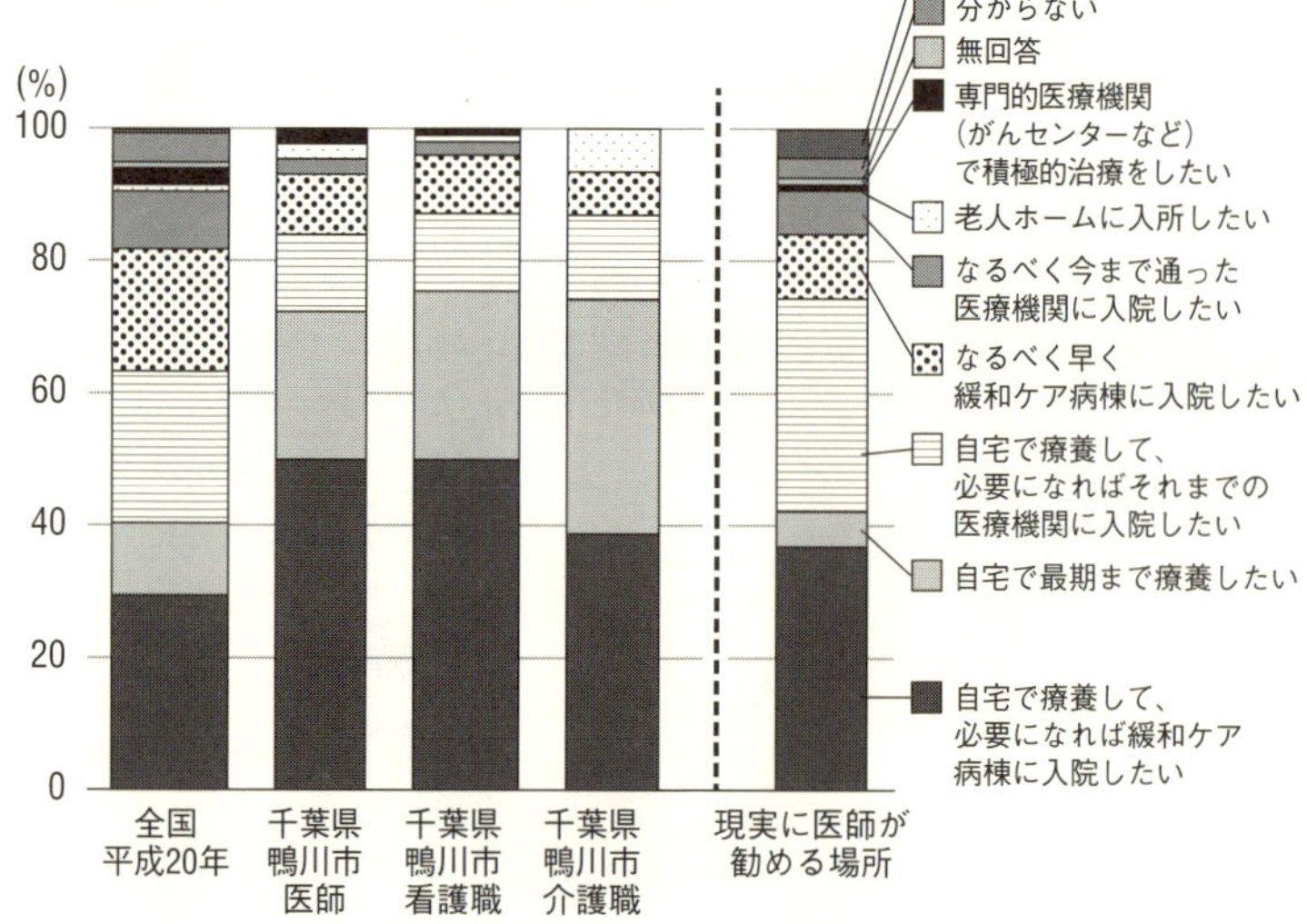

らないのです。というよりも、ほとんど望むようにはならないと言った方が正確でしょう。

多死の時代を迎えた今こそ、死をどう考えて、どう迎えるのか、議論が必要だと思います。

図4：末期がん患者の退院支援の結果

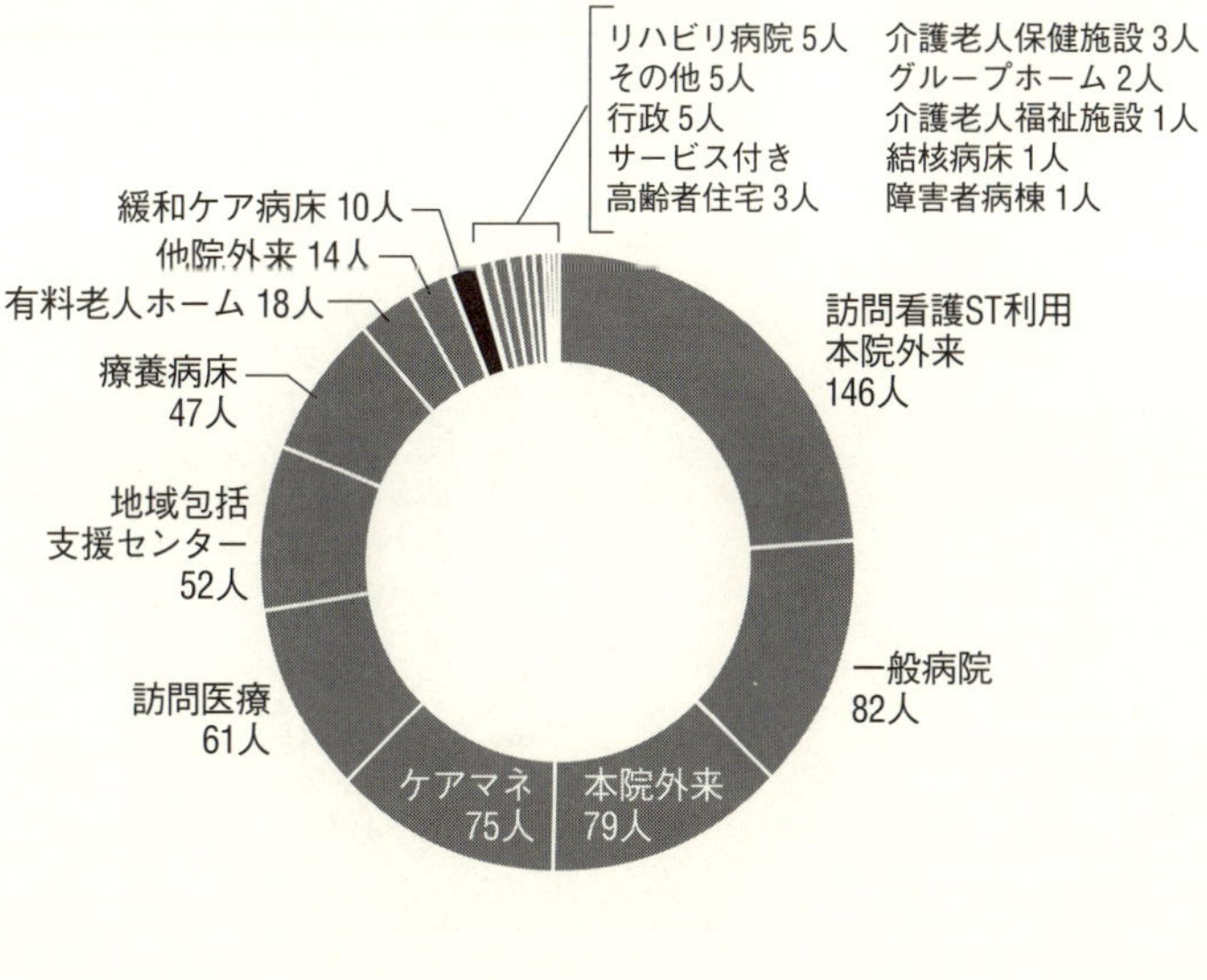

【コラム④】安房10万人計画　若者を迎えるための作戦　小松秀樹

『安房10万人計画』では、若者を迎え入れるために次のような作戦を立てました。

1　職業教育の拡充。

2　介護福祉の給与で子どもを育てられるようにする。収益増加策が重要。

3　母子家庭、父子家庭支援。

4　女性の就労支援：育児を支援する。必要時夜間保育、病児保育、学童保育。

5　高等教育のための奨学金の整備：教育費さえ何とかなれば、子どもを産める。高収入でなくても満足できる。

6　高齢化社会研究で世界をリードする：学術分野での発信と一般向けの発信を別に行う。医療・福祉の経営についての雑誌を創刊する。医学、精神医学、工学、社会科学など高齢化社会研究についての世界の先端の地位を勝ちとる。

7　メディカル・スクールの創設：時代が変化していく中で、様々な社会的条件に置かれた地域と患者に、適切な医療を提供できる医師を養成する。千葉、茨城、福島の医療過疎地域の基幹病院を教育病院とする。

（コラム⑤はP104）

胃ろうはなぜ社会問題になったか

ロハス・メディカル論説委員　熊田梨恵（聞き手・小野沢 滋）

小野沢　ここ二年ほど、胃ろうがマスコミで騒がれるようになりました。私たち医療者からすると、胃ろうは効率の良い栄養摂取の手段であり、個人によって適応に差があるものです。うまく使えばいいこともあるし、確実を命を延ばせるのに、なぜ世間は「胃ろうが悪い、悪い」というような騒ぎ方をするのか、違和感があります。

熊田　マスコミが騒いでいるのは、認知症や病気の影響でコミュニケーションを取れなくなった状態で、その病気がもう治ることはなく、終末期に近い状態の人に着けられる胃ろうです。そういう状態の人に胃ろうが着けられた場合、延命の手段になってしまうことがありますよね。

小野沢　人によってはそうなってしまう場合もあると思います。

熊田　本人や家族がそうしたいと望んでいるのかどうか分からないままに、「生かされている」というような状態になっておられる方が、残念ながら一部にいます。マスコミがバッシングしたのは、そういう人たちにも胃ろうが必要なのかと。またそういう人がいるということは、もしかすると自分や家族も望まない延命をさせられてしまう可能性があるんじゃないか、ということです。報道も偏っているので問題はあるのですけどね。

小野沢　なるほど。栄養摂取をすることが本人のＱＯＬを高めることにつながっていない場合が問題だと。そういう患者さんは実際には何人ぐらいいるのか分かっているのですか。

熊田　胃ろうを着けている人は四〇万人と言われますが、正確な統計はありませんし、不必要な胃ろうを着けている人がどれぐらいいるのかも分かりません。これが社会問題となったのは、二〇一二年の新聞報道がきっかけです。胃ろうの着いた高齢者だけを入居させて寝かせきりにして、診療報酬と介護報酬、また一部には医療扶助、介護扶助以外の生活保護費すべてを国から払い受ける貧困ビジネスが一部にあったからです。「胃ろうアパート」と言われたりしました。必要な人に使われる胃ろうは大切ですが、悪質な医療ビジネスの餌食にされたり、本人が望んでいるかどうか分からない人たちへの胃ろうをどうしていくかということは、今後考えていかなければいけないと思います。今後高齢者が増え、医療資源が厳しくなるという面からも問題です。

小野沢　医師は「命を救う、延ばす」ことを至上命題として教育されています。特に急性期の医師にはまだまだ難しい部分があると思います。医師はあまり深く考えずに胃ろうを造ってしまい、その人がつらい状況になるのを見て、やっぱりやめたいとは思うかもしれない。しかし、やめる段になって、「罪になるからできない」と考えてしまうのだと思うのですが、実際はどうなのでしょう。

熊田　人工呼吸器もそうですが、一度始めた治療をやめると殺人の罪に問われる可能性があります。富山県の射水市民病院で起きた事件（※）は有名ですが、不起訴となり、罪に問われたのではありません。マスコミ沙汰になるだけでダメージを受けるので、マスコミ騒ぎになることを恐れる雰囲気があります。今は胃ろうが騒がれ過ぎて、逆に胃ろうを造らないという病院が出てきたり、患者や家族から「胃ろうは嫌だけど経鼻経管栄養ならいい」という要望があったりするようで、本末転倒なことになっています。

小野沢　二〇一二年に日本老年医学会がガイドラインを出しましたが、影響はどうでしょう。

熊田　日本老年医学会のガイドラインは、人工的水分・栄養補給の導入に関する意思決定について、どのように考えていったらいいかというプロセスに関するものなので、考え方の参考にはなると思います。医療者からは「結局どうしたらいいんだ」という声もあるようですけどね。ただ、本人にとっての最善を見出そうとする中で、導入しないという選択肢もあり得るという所に踏み込んだのは、大きかったと思います。続いて日本透析医学会、日本救急医学会なども意思決定に関する考え方を示したりと、各分野に影響はあったと思います。

小野沢　今後も高齢者は増えます。不必要な胃ろうは減らせるでしょうか。

熊田　医療者と患者側のコミュニケーションが大切です。調査によると、胃ろうを造設する前に患者の嚥下機能を確かめる検査をしている医療機関は二五％に留まりました。二〇一四年の診療報酬改定ではこういった検査が評価されるようになりました。医療者が、患者や家族に丁寧に説明をしていくプロセスが求められています。看取りまでの期間が長期になる方も多くおられます。胃ろう造設は家族に対して、どのように本人の最期を考えるのか、そのために家族はどうすべきなのか、しっかり考えるよう迫ります。医療者と本人、家族が共に考え、思いを共有していく過程が大切だと思います。

※　富山県の射水市民病院事件で二〇〇〇年から二〇〇五年にかけて医師が五〇～九〇歳代の末期患者六人の人工呼吸器を家族の了承を得て外したもの。医師は書類送検されたが不起訴になった。

あなたは人生の最期をどう生きたいですか
――もしもを考え、話し合い、理解し合うための
アドバンス・ケア・プランニング

医療法人鉄蕉会亀田総合病院疼痛・緩和ケア科、在宅医療部医師　蔵本浩一

日本国憲法第一三条には、個人の尊重、幸福追求に関して以下のように書かれています。

すべて国民は、個人として尊重される。生命、自由及び幸福追求に対する国民の権利については、公共の福祉に反しない限り、立法その他の国政の上で、最大の尊重を必要とする。

どんなに歳をとっても、病気やケガで後遺症を抱えたとしても、命が尽きる最期の一瞬まで、私たちは個人として尊重される、ということが規定されているのです。

では意思を尊重されるべき個人が意思表示をしない、もしくはできない場合はどうなるか。例えばあなたが事故か病気で意識を失って、意思表示できないような場合はどうなるか。その時には、恐らくあなたのことを最もよく知る人物、すなわち代理人が、あなたに代わって意思

決定することになります。

あなたにとっての意思決定の代理人を具体的に思い浮かべてみてください。それは父親、母親、兄弟姉妹、子どもなど家族の中の誰かですか。もしくは家族以外の誰かですか。

今、あなたが思い浮かべたその人は、今現在、あなたのことをどのくらい理解していますか。

今、あなたにもしものことがあった時、その人はあなたの意思決定の代理人という、大事な役割を果たしてくれそうですか。

八割が話し合っていない

人の死亡率は一〇〇%であり、ほとんどの人が遅かれ早かれ経験するもの、それが終末期であり終末期医療です。

どんな最期を迎えたいのか、延命医療はどうするのか。なるべくなら考えたくない、先延ばしにしたい話題である反面、実際にその時が来たら考えられない、間に合わない場合も少なくありません。

数年前に千葉県鴨川市と東京都町田市で、延命医療や終末期医療に関するアンケート調査が行われました。その結果、「(自分自身の)延命治療についての意向を家族で一度も話し合ったことがない」と答えたのが一般人の半数以上で、「終末期医療に関する(自分の)希望を、代理決定者となる人が理解している」と答えられた人は、医療者ですら二割、一般人では一割もいませんでした（図）。

実に八〇％以上の人が終末期医療や延命医療に関する話し合いの場を持てていないのが現状です。

アドバンス・ケア・プランニング

最近、様々なメディアにおいてエンディングノートや終活といった終末期に関する話題が取り上げられるようになりました。

医療関係者の間でも、終末期医療をテーマにした講演会やカンファレンスが、様々な場で開催されるようになっています。これに関連して「アドバンス・ケア・プランニング」という言葉を耳にするようになりました。

アドバンス・ケア・プランニングは、「将来の

図：終末期医療に関する自分の希望を、
代理決定者となる人がどの程度知っているか

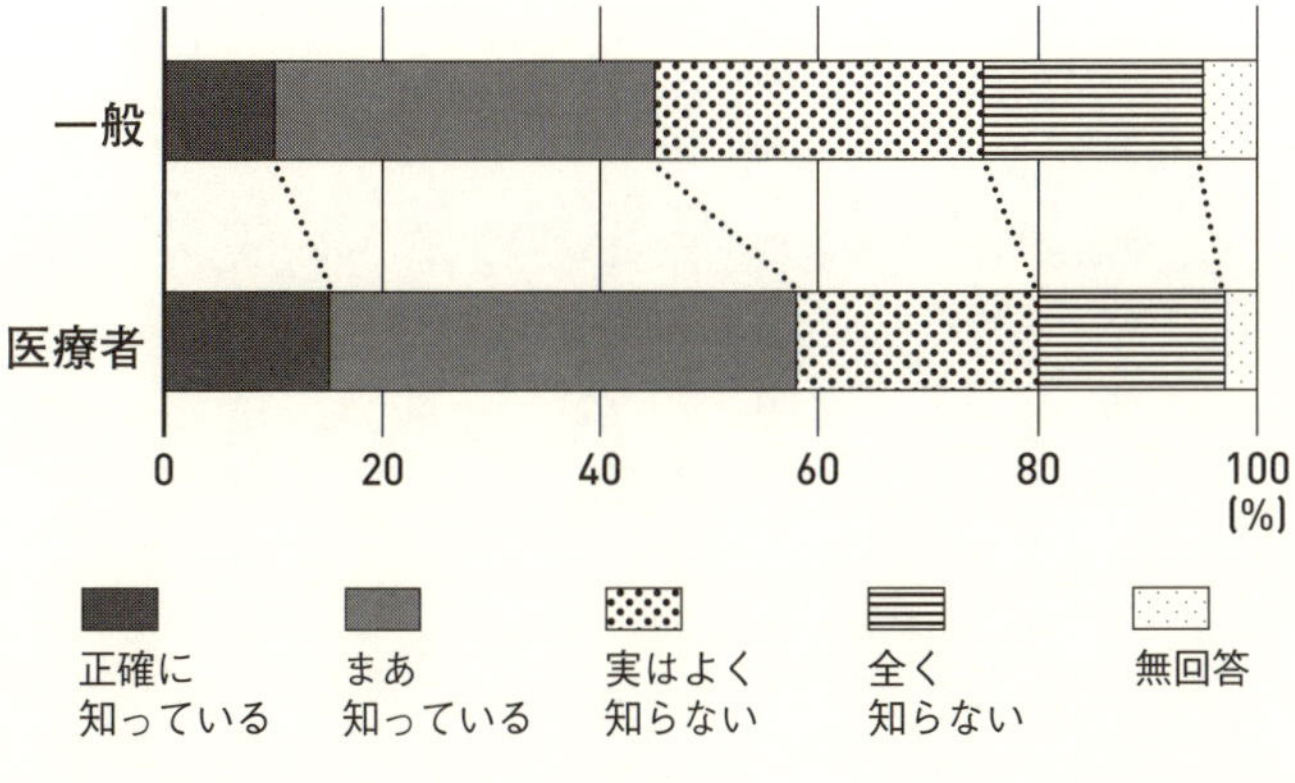

意思決定能力の低下に備えて、今後の治療・療養について患者・家族とあらかじめ話し合うプロセス」と定義されています（※）。このプロセスには、患者や家族の希望や価値観から、事前指示（書）や心肺蘇生法を行わないこと（DNAR）まで、幅広い内容が含まれています。

このアドバンス・ケア・プランニングという言葉を聞いてピンとくる人は、医療関係者においてもまだ少ないのが日本の現状です。

起きている現実と課題

日本では終末期医療や延命医療について、考えていない、話せていない人が少なくないことは先の調査からも明らかですが、一方で、終末期医療を必要とする高齢者が増えることは確実です。その一人ひとりの意思を最期まで尊重するためには、まず個人の意思を明らかにすることが重要です。しかし実はそれだけでは足りません。代理人となりうる人に意思を伝える場、互いの意思や価値観を理解するための対話の場を持つことも必要になります。そしてこの対話は、一度きりではなく、継続して行っていく必要があります。なぜなら、私たちの意思や価値観は、いつでも変わる可能性があるからです。アドバンス・ケア・プランニングが、時間軸を持ったプロセスであるゆえんも、ここにあります。

いつ、誰が、考える

「縁起でもない。」

終末期医療や延命医療を考えたり話したりできない理由の一つはこれなのかもしれません。健康な若者であれば、もしもの時のことを自分のこととして考えられる人は、そう多くはないでしょう。しかしながら、若者であっても、意思決定の代理人になる可能性は少なからずあります。実際、自分の終末期について本人がしっかりと意思を表明している場合でも、代理決定者となる配偶者や子どもがそれをどう受け止めるかによって、最終的な決定は変わる可能性があります。つまり、終末期医療や延命医療は高齢者に限った問題ではないのです。

亀田総合病院では、二〇一三年、院内外の有志からなるアドバンス・ケア・プランニング啓発プロジェクトを立ち上げました。

アドバンス・ケア・プランニングを理解する、考える、行動することを目的として、医療関係者、地域の高齢者はもちろん、大学生など、これからの日本を支える若者に対しても、ワークショップなど対話の場を設けています。

ワークショップの参加者からは「自分が決めたことは尊重してほしい」「でも、大切な人が決めたことすべてを尊重できるかは分からない」「元気な今のうちから、話し合っておこうと思う」などの声が聞かれます。

私たちが活動する上で大切にしていることは、価値観の多様性に気づいてもらうこと、そして私たちを含め参加者各々がそれを尊重するような場を提供することです。

日本には「考えられない」「今は決めたくない」という価値観を持っている人も一定数います。そのような人に対して、無理矢理考えることや準備することそして決定を迫るべきではない、と私たちは考えています。

決められない、考えたくない人に対しても、その心情を察したり慮ったりするような、日本人らしい細やかな心遣いを持って取り組みたいと思っています。多様な価値観を、各々が認め合い、もしもの時には助け合えるような準備をすること、地域の人々が縁起でもない話を普通の(大切な)話として、話し合えるような機会を作り、最期だけでなく今をより大切に生きるきっかけを作りたい、私たちはそう考えています。

急速に高齢化が進む我が国において、終末期医療やアドバンス・ケア・プランニングに関する取り組みは、今後ますます重要性を増していきます。

多くの人が、今をより大切にしながら、最期まで精一杯生きられるように、私たちはこれからもこの活動を続けていきます。

※ 大関令奈：アドバンス・ケア・プランニングとは何か？ 緩和ケア，22, 403-406, 2012.

第四章

在宅医療の歴史と実情

二〇世紀、病気が治療で治せるものになり、病院が医療の中心になりました。病院での看取りが増えましたが、病院は穏やかな終末期を過ごすのに適した場所ではありません。自宅で、自分らしい暮らしを人生の最期まで続けることができればよいのですが、簡単に実現できるわけではありません。これを可能にするためには、ホームヘルパー、ケアマネジャー、ソーシャルワーカー、医師、看護師、薬剤師、管理栄養士、入浴サービス事業者、宅配食事サービス事業者など、多くの職種が連携しつつ、それぞれの役割を果たす必要があります。しかし、今後、高齢者が急増し、支え手と財源が不足します。これまでのサービスを継続するのは難しくなります。限りある資源をどう使うのか、医療・介護サービスの優先順位、最適量について現実的な議論が必要になっています。

小松秀樹

在宅医療の歴史――看取りの変化

東京ふれあい医療生活協同組合副理事長
梶原診療所在宅総合ケアセンター長
平原佐斗司

従来、医療の主たる形態は、患者が医師宅に通院する宅診（外来）と医師が患家に出向く往診の二つでした。今では医療の代名詞と言える入院医療は、先進各国では二〇世紀になってから、我が国においては二〇世紀後半、とりわけ第二次大戦後に飛躍的に発展した新しい形態です。

終戦直後

終戦直後の日本人の主な死因は、肺炎、胃腸炎、結核などの感染症と脳卒中でしたが、当時このような疾患の急性期には安静が第一と信じられており、医師を自宅に呼ぶ往診が医療のスタンダードな形態として広く普及していました。当時は三世代同居が普通のことであり、急病人の介護は主婦の役割であり、「家」には今以上の存在感がありました。一九五〇年の死亡者のうち、六七・五％が六四歳以下でした。多くは子どもや働き盛りの人で、その八割以上が自宅で死亡していたのです。当時の標準的な在宅医療は急性疾患に対しての臨時往診であり、現在の訪問診療とは全く異なるものでした。入院医療については、施設が少ない上に、質が現在とは比較にならないほど悪い状況でした。また、医療保険制度もない中で、多くの国民は経済的にも入院が困難でした。

昭和の終わりまで

社会環境の整備と抗菌薬の進歩によって、感染症や結核による死亡は急速に減少し、代わって脳卒中による死亡が増加しました。脳卒中は、一九五一年から一九八〇年まで長らく日本人の死因第一位を占めました。

治療の学術的根拠が集積され始め、それまで多くが死亡していた脳卒中患者も、早期に治療すれば救命できることが明らかになりました。全身麻酔手術や各種検査方法が発展して入院医療の質が飛躍的に向上し、急性期における入院医療の優位性が明らかになりました。一九六一年には国民皆保険が始まり、救急医療の整備や自動車の普及と相まって、病院へのアクセスが向上し、医療の中心は次第に病院に移っていきました。

往診は、急性期の医療としては病院医療に劣ることが明確になりました。国民皆保険を悪用して乱診乱療を行う「神風医者」という批判もあり、臨時往診を主体とした「古典的在宅医療」

は急速に廃れていったのです。

一九七〇年代後半以降、CT、超音波、MRI、血管造影といった医療機器が普及していき、病院での急性期医療はさらに進歩します。一方で、救命はできたものの身体障害を残した高齢者に対するリハビリテーションや慢性期ケアがなおざりにされ、「寝たきり高齢者」が多く誕生しました。一九七三年に老人医療費が無料化されると、福祉施設の圧倒的な不足もあり、寝たきり高齢者の受け皿となる老人病院が数多く誕生して国民医療費の高騰を招きました。

入院医療の発展と共に、一九五一年に八二・五%あった自宅での死亡率は、一九六〇年に七〇・七%、一九七〇年に五六・六%へ減少しました。一九七五年には病院での死亡数が自宅での死亡数を上回りました。国民にとって、病院で死ぬことが当たり前の社会となり、死を身近に感じることが少なくなりました。

一九八一年からは、脳卒中に代わってがんが死因第一位になり、がん、心臓病、脳卒中の三大成人病が死因上位を占めるようになりました。このような中で、一部のがん患者や高齢障害者が地域での生活を望むようになりました。通院困難な患者のニーズに対応して計画的に往診する「定期往診」が一部医療機関で始まりました。しかし、当時は病院医療が全盛の時代であり、在宅医療の担い手であるべき開業医が高齢化していたため、このような「近代的在宅医療」が普及する状況にありませんでした。

平成から現在まで

平成に入り近代的在宅医療は飛躍の時を迎えます。一九八九年にゴールドプランが、一九九一年に訪問看護制度（訪問看護ステーション）が始まりました。一九九二年の医療法改正により、在宅医療が入院、外来に次ぐ第三の医療として位置づけられました。地域では、慢性疾患や重度な障害を持つ高齢者、緩和ケアを必要とする患者が増え始めました。このようなニーズに応えて、在宅医療を担う新しい世代の医師が一九九〇年代から台頭し始めました。彼らは学会や研究会を設立して、経験を共有し、エビデンスを蓄積して、在宅医学の枠組みを形成していきました。

二一世紀になって、在宅医療はさらに大きくクローズアップされました。二〇〇〇年の介護保険制度施行に伴い、在宅医療は強く推し進められ、国民に認知されるところとなりました。二〇〇六年の在宅療養支援診療所制度の創設、二〇一二年の「在宅医療あんしん２０１２」など在宅医療を推進するための施策が次々と出されました。

パラダイムシフト

我が国では二〇〇七年に高齢化率が二一％を超え、治療モデルでは対応できない課題が地域にあふれ出しました。高齢障害者とがん患者が増加し、近代在宅医療のニーズが拡大しました。

二〇世紀は、治療や救命が優先される時代でした。二一世紀に入り、多くの人が人生を全うし、老いと共に死を迎えられるようになりました。今、救命や延命をとことん追求する医療（治療モデル）から、その人らしさやQOLを保ちながら生きていくことを支援する医療（生活モデル）へのパラダイムシフトが起きています。

高齢化が進行する中で、安心して地域で生を全うするために、「地域包括ケア」システムと、それを支える在宅医療の重要性が再認識されています。

【コラム⑤】安房10万人計画の成果　小松秀樹

２０１５年９月、私は、行政批判と公務員の不正行為の調査・厳正対処を求めたとの理由で、亀田総合病院を懲戒解雇になりました。これに伴い、『安房10万人計画』は実質的に中断されました。しかし、以下のように、それなりの成果を残せました。

1　無料・低額診療：地域の福祉を向上することで、10万人計画への賛同を得やすくする。また、移住者に安心感を与える。（8章、小松俊平「無料低額診療規定」、香田道丸「無料低額診療の実際」参照）

2　ふるさと納税を利用した民間団体のための寄付制度の創設（館山市、鴨川市）

3　安房医療福祉専門学校創設：安定した職業へと人生の方向転換することを目的に、社会人を主たる対象にした。

4　地域医療学講座：成果物として、映像シリーズ、書籍を制作。

5　子そだて支援：「子育てＯＵＲＳ」による学童保育、必要時24時間保育、病児保育

6　看護学生寮併設高齢者向け住宅（9章、大瀬律子「看護学生寮併設高齢者向け住宅―フローレンス・ガーデン・ハイツ」参照）

7　ワンストップ相談と意思決定支援（9章、香田道丸「有償ワンストップ相談」参照）

8　活動のハブとなるＮＰＯソシノフ設立

（コラム⑥はＰ114）

在宅医療の役割分担――医師はどの程度役に立つのか

みその生活支援クリニック院長　小野沢　滋

現在、在宅での療養生活には、非常に多くの支え手が必要とされています。ホームヘルパー、ケアマネジャー、医師、看護師、薬剤師、管理栄養士、入浴サービス事業者、宅配食事サービスなど、在宅医療に関わる職種を数え上げれば切りがありません。

今回はこれらの中から、医師、ホームヘルパー、ケアマネジャー、看護師について考えます。

医師の役割

私は、在宅療養での医師の役割を、土台のようなものだと思っています。家の土台は、必要な時には力を発揮しますが、必要ない時には、あるのかないのかすら分かりません。そして、住む人は暗黙のうちに、「うちの土台はちゃんとしているのだ」と信頼しています。まず、この暗黙の信頼に医師は応える必要があると思います。少なくとも、疼痛緩和についての知識や認知症の知識などは、専門職として恥ずかしくないレベルが求められます。

在宅医療に携わる医師は、時に聖職者に似た役割も求められます。家族のために、医師なりの方法で彼らの声に耳を傾け祈ります。

「先生、うちのお父さんはもう長くないのかね」「うん。そうかもしれないね。お父さんは、もう、つらいも何もない世界にいるのじゃないかな。きっとあなたの声は聞こえていると思います。触れてあげて、今までの色々なことに感謝してあげたら安心すると思いますよ」という具合です。

この役割は、特に悪性腫瘍の患者では非常に重要で、医師は症状を緩和する役割のみならず、聖職者としての機能を果たすことを求められます。

在宅療養の場では、医師が西洋医学の最大の成果である命を延ばす、という意味でできることには限りがありますし、実際そのこと自体にあまり意味はありません。在宅医療に携わる医師は、そのことを深く胸に刻む必要があるでしょう。

在宅医療を行っている医師の中には、月二回の訪問が必須だという人もいます。私は、その意見には賛成しかねます。普通の生活で医者が月に二回も自宅に来ることなど考えられないし、健全とも言えないと思うのです。しかもお金がかかります。

悪性腫瘍の末期や、神経難病で人工呼吸器を着けている場合、認知症で問題行動がひどく、コントロールの難しい場合、もしくは家族全体が不安定になり何らかの密な介入が必要な場合など、医師の介入が有効な場合はあります。しかし、他の職種と密に連携すれば医師が行わなければならないことは多くありません。むしろ、医師は他の職種の能力を高め、全体をコーディネートする役割を求められているのではないかと考えます。

介護職と看護師の役割

一般的な慢性期の在宅療養において、最も力が必要とされる職種は、間違いなく介護職です。在宅で活躍する代表的な介護職は、ホームヘルパーとケアマネジャーです。

ホームヘルパーは、利用者の自宅に出向いて、利用者の生活を支えます。例えば、食事や、排泄、清潔を保つことなどです。利用者の生活の質はホームヘルパーによって大きく左右されます。ホームヘルパーは、常に利用者の近くにいて最も頻繁に接する職業です。日常の様子をよく分かっており、変化に気づきやすいという意味で家族に近い存在です。

ケアマネジャーは信頼できる助言者であり、時にはキーパーソンになります。彼らは、本人や介護者の本当の希望を引き出し、それに沿って介護を構築するという重大な役割を担っています。ですから、ケアマネジャーの質や倫理観は、在宅療養にとって極めて重要だと言えるでしょう。

ただ、現状は、特に都市部のケアマネジャーの一部は自分たちの事業所のセールスマンになってしまっている場合が少なくありません。極端な言い方をすれば、友人が狭い知識の中で、これがいい、と健康食品を勧めて、勧められた方は言われるままに買ってしまう、しかし、実はノルマがあって勧めている、というのに似た状況が見え隠れするのです。

では、訪問看護師はどのような役割を果たすのでしょうか。不安定な疾患を抱えた在宅療養者にとってはこの上なく重要な職種です。訪問看護師は場合によって週に三回程度訪問し、生活の安定を図ります。二四時間対応で様々な相談に乗り、場合によっては真夜中に出向いて利用者を支えます。もちろん、医師や介護職、家族と協働で様々なことをするのですが、在宅という療養の場においては医師よりもはるかに重要な役割を担っています。

異なる職種の協働

在宅医療の現場には、多くの職種が関わります。それらの職種が患者の幸せのために協働できる環境を創り出すことが最も難しく重要な作業になります。

この作業では、お互いに価値観や能力の違いを認め合った上で、その力を統合していくことが必要です。地域包括ケアの要はこれに尽きると思うのです。医師や行政など力の強い立場にいればいるほど、そのことを強く意識する必要があるのではないでしょうか。

医者の出す薬は効くのか――多剤投与の害悪

みその生活支援クリニック院長　小野沢 滋

ある時、外来に来たお年寄りが「私食べるほど薬を飲んでいるんです」と、おっしゃいます。彼女は、一六種類の薬を二つのクリニックからもらっていました。降圧剤二種類、胃蠕動改善薬、下剤二種類、筋緊張緩和剤、鎮痛剤、消化性潰瘍治療薬、高脂血症治療薬、健胃消化剤、ビタミンB12、ビタミンB1、骨粗鬆症治療薬、カルシウム剤、ビタミンD製剤、抗アレルギー薬です。

こうして並べると、そんなに必要なの、と多くの人が思うでしょう。しかし、こういった処方を受けている高齢者は少なくありません。野本らが日本の中規模病院における後期高齢者の処方を検討した二〇一一年の論文（※1）では、約二〇%が一〇種類以上の処方を受けていました。これは、日本に限ったことではなく、スウェーデンの論文（※2）でも、二〇〇五年から二〇〇八年にかけて多剤投与の頻度は増加しており、二〇〇七年と二〇〇八年には八〇歳以上の全高齢者の一四%以上が一〇種類を超える薬剤を処方されていました。

評価の問題

さて、はじめの症例に戻りましょう。この処方を見ると、おおよそどんなことがその患者と主治医の間に起きたのか想像できますし、効果が評価されていないであろうこともよく分かります。

多分、こんな具合なのでしょう。肩が凝るんです、と言われ、鎮痛剤と筋緊張緩和剤、鎮痛剤の副作用防止のための消化性潰瘍治療薬、さらに手がしびれる、ということで、ビタミンB12、だるいと言うのでビタミンB1、腰が痛いと言ったので、骨粗鬆症治療薬、カルシウム剤とビタミンD。高血圧があったので、降圧剤二種類、かゆみか鼻水でアレルギーかもと抗アレルギー剤というところでしょうか。もちろん、下剤は必要があれば、お年寄りには出さないといけません。外来は時間がないので、カルテには「ditto」もしくは「do」(いずれも同前の意)と書くだけ。もちろん処方せんは以前のコピーにサインのみです。実は、処方の見直しなど全くしていない可能性があるのです。

はっきり言えば、この方の飲んでいる薬の半分は効くのか怪しい薬です。下剤も本当に必要かどうか甚だ怪しいと思います。肩凝りや腰痛に対しては、体操や運動を勧めた方が、はるかに効果が上がるはずですし、便秘も改善するかもしれません。彼女に必要なのは、薬ではなく、家庭菜園なのです。

相互作用の問題

多剤投与には、この症例のように、効果があるか分からない対症療法薬が大量に入っている場合と、実際に重篤な疾患が複数あってやむを得ず一〇種類を超えてしまっているものとがあります。例えば、糖尿病に虚血性心疾患を合併し、さらに心不全を繰り返している、その上、慢性関節リウマチにもなってしまった、という場合などは、多剤投与は避けられません。

しかし、そういったやむを得ないとも言える多剤投与例に問題がないかといえば、あるのです。薬剤同士の相互作用の問題です。多くの薬剤は肝臓や腸管壁で代謝を受けて体循環に入ります。そして薬物を代謝する酵素は有限で、しかも種類は薬の数ほど多くないのです。つまり、同じ酵素で分解される薬剤が数多く存在します。また、開発時に薬剤の効果を判定する場合、相互作用を避けるため、他の薬剤の併用をできるだけ避けます。一〇種類もの薬を飲んだ上でさらに追加で効果があるかについて臨床試験は成り立ちません。つまり、多剤投与時にどれほどの量の薬剤が血液に取り込まれるのか、作用や副作用がどのように変わるのか正確には分かっていないのです。

副作用の問題

副作用はもっと重大な問題です。ある人は、私たちの所に認知症という触れ込みで紹介され、私たちもそれを疑わずに在宅医療で数年間フォローしていました。ある時、二年以上痙攣がないので、抗痙攣剤はすべて中止してみようということになりました。驚いたことに、それだけで彼女は店番をできるまでになったのです。それまで認知症だと思っていた症状は単なる抗痙攣剤による意識変容だったのです。カナダの健康情報協会が出した二〇一三年のレポート（※3）によれば、薬剤の副作用によって一年間で全高齢者の二〇〇人に一人が入院しています。

外来での大きな稼ぎ頭の一つである高脂血症について見ると、内科医という商売はまじない師に似ていると思ってしまいます。「NIPPON DATA 80」を見る限り、合併症がない日本人女性にスタチンを飲ませる意味はほとんどないように感じます。それでも、医師は外来に来た女性に「将来心筋梗塞になるかもしれませんよ」と不安を煽り、定期的な外来受診や食事制限を勧め、ありがたい薬を処方します。だるいと言われれば、効果がないと知りつつ、お守り代わりのビタミン剤を渡すのです。人間を研究している宇宙人がいたら、大した病気でもないのに患者の不安を煽り、何の反省もなく一五種類もの薬を平気で処方し続けている医師と、まじない師とを見分けることは困難でしょう。

私たち医師は、漫然と処方してはならず、常に処方を見直し続ける必要があります。調剤薬局の薬剤師は、せっかくお薬手帳を配っているのですから、多剤処方についてきちんと医師に意見を述べ、この問題についてのイニシアティブを取るぐらいの意欲を見せてほしいと思います。患者に薬の中にはあまり効かないものが多いのだときちんと伝え、多剤投与を許さない風土を作ることも必要です。

※1　野本愼一，中西由佳：中規模一般病院における後期高齢者に対する処方実態，日本老年医学会雑誌，48, 276-281, 2011.

※2　Hovstadius B, Hovstadius K, Åstand B and Petersson G: Increasing polypharmacy - an individual-based study of the Swedish population 2005-2008. BMC Clinical Pharmacology, 10, 16, 2010.

※3　Canadian Institute for Health Information : Adverse drug reaction-related hospitalizations among seniors, 2006 to 2011. 2013.

【コラム⑥】　安房10万人計画が中断していなければ……　小松秀樹

『安房10万人計画』が中断していなければ、以下のようなことも実行したいと考えていました。

1　ペットを飼える高齢者向け住宅。高齢者で犬、猫を飼いたいと思っているが、年齢から自分が死んだ後のことが心配で飼えない人がいるはず。介護になる前か、夫婦の片方が要介護になった夫婦をターゲットにする。犬の世話、散歩、殺処分防止（そのためのNPOとの協力）などサービスを拡充する。多様な高齢者向け住宅の第一弾。

2　「安心使い切り保険」の商品開発。

3　パラリンピックのナショナル・トレーニングセンターの鴨川誘致。鴨川を障害者スポーツのメッカにする。障害者に適したまちに作り変える。

4　安房に本格的な進学高校を創設する。医学部と東大で年間20名程度の合格を目標とする。あるいは外国の有名大学を目標にしてもよいか。

（コラム⑦はP220）

医療・介護の提供量が少なくなると、老い方、死に方はどのように変わるのか

国際医療福祉大学大学院教授　高橋　泰

医療・介護が少なくなると、何が起きるのか

　後期高齢者の激増とそれ支える若年人口の激減により、今後一人ひとりの高齢者に提供される医療・介護サービスの提供量は減らさざるを得ないでしょう。それでは医療・介護の提供量が少なくなると何が起きるのでしょうか。筆者は、一九九九年から二〇〇三年にかけて、愛媛県の大三島という瀬戸内海に浮かぶ島の町と、熊本県の相良村という山村において、高齢者の老化のパターンの地域差に関する研究を行いました。

　二〇〇五年今治市と合併した旧大三島町は、第三の瀬戸大橋である尾道・今治ルート、通称「しまなみ街道」のちょうど真ん中に位置する大三島の西半分を占めていました。国立社会保障・人口問題研究所の人口統計資料集二〇〇三年版によると、二〇〇〇年の高齢化率は

四四・八五％であり、日本で最も高齢化の進んだ地域の一つでした。それにもかかわらず、医療も介護サービスも乏しく、介護保険が始まった時の保険料は二五〇〇円と日本の最低レベルでした。

一方、熊本県南部の人吉盆地の北に位置する相良村は、七七％を山林が占めています。ダム工事中止で有名になった川辺川ダムのある村です。ダム工事の仕事があったためか、山間部としては豊かな村で、若い人が村に残っているため高齢化率や独居率も低く保たれています。相良村には、老人保健施設や特別養護老人ホームもあり、充実した介護サービスのフルメニューが揃っています。介護保険が始まった時の保険料は四五〇〇円を超えました。日本でも有数の手厚い介護サービスが提供されている地域です。

大三島町と相良村の比較研究（※）

図は、調査開始時点の両地域の高齢者の自立、軽度障害、重度障害の割合を示しています。医療・介護サービスの乏しい大三島町の方が、相良村より軽度障害の占める割合が少なく、重度障害は若干多いことが分かります。

軽度障害とは、大まかには、何らかの見守りを必要とするが、直接の支援は不要な場合であり、重度障害とは、直接的な介助が必要な場合を指します。詳しい定義については、研究報告書（※）を参照してください。

研究では、一九九九年の高齢者集団を二〇〇三年まで追跡して、自立、軽度障害、重度障害、死亡への推移を、一年間隔、二年間隔、三年間隔、四年間隔で観察し、二つの地域で比較しました。二〇〇〇年に介護保険が始まり、新たに入院・入所という本人の自立能力の評価に施設の条件が加わった分類カテゴリーが追加されました。重度障害と入院・入所については、数値の解釈が難しいので、本稿では触れません。

以下統計学的に有意だった結果を紹介します。

一年間隔では、一九九九～二〇〇〇年、二〇〇〇～二〇〇一年、大三島町で自立の確率が高く、相良村で軽度障害の確率が高かった。一九九九～二〇〇〇年、大三島町で軽度障害から自立に戻る確率が高く、相良村で軽度障害が維持される確率が高かった。二年間隔では、一九九九～二〇〇一年、大三島町で自立の確率が高く、

図：1999年の高齢者のADL

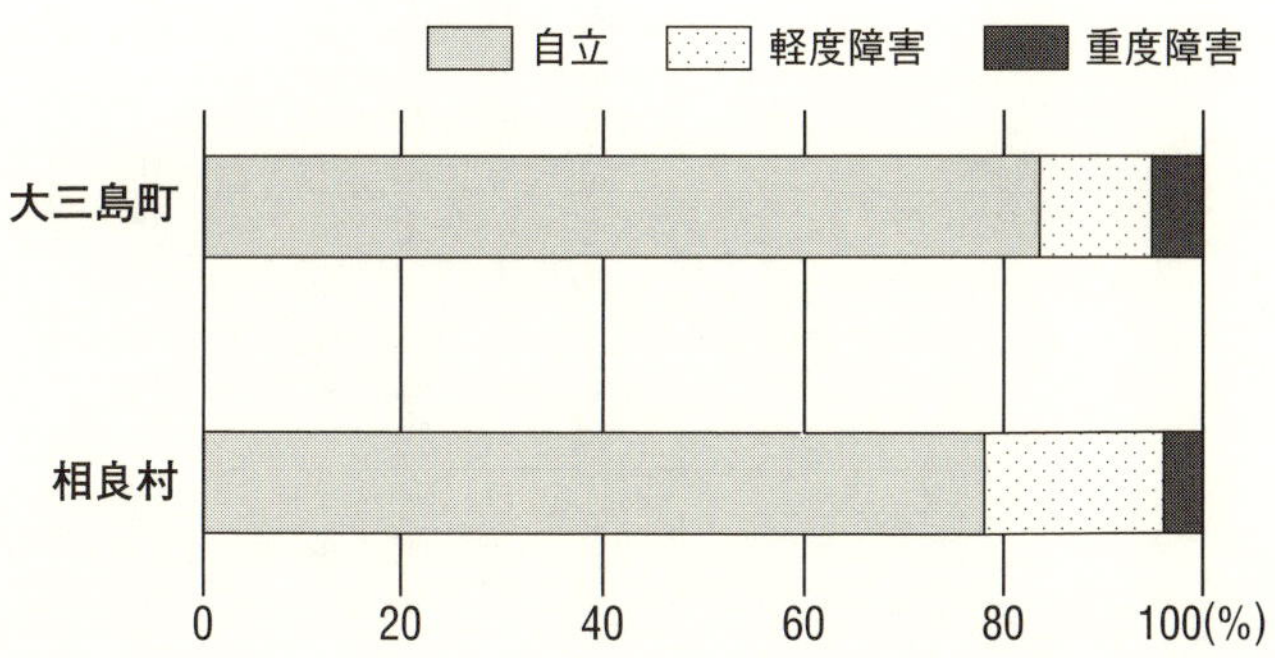

相良村で軽度障害が維持される確率が高かった。二〇〇一～二〇〇三年、大三島町で自立から死亡に移行する確率が高かった。三・四年間隔では、二〇〇〇～二〇〇三年、大三島町で死亡確率が高かった。一九九九～二〇〇三年、大三島町で死亡確率が高く、相良村で軽度障害が維持される確率が高かった。

結果をまとめると、大三島町では自立、死亡が共に多いこと、相良村では軽度障害が多く、それが維持されることが分かりました。医療・介護介入の少ない大三島町では、障害が発生した場合、その状況に耐えきれず、死亡しているため、機能障害が残りにくいと考えられます。大三島町の状況は悲惨なことかもしれませんが、介護に頼り過ぎない生活をめざせば、ピンピンコロリ型で老いていく可能性が高いという解釈も可能です。特筆すべきは、一九九九～二〇〇〇年、大三島町で軽度障害から自立に戻る確率が相良村より高かったことです。

大三島型社会で死を迎えるには

大三島町と相良村の状況を説明した上で、「あなたは大三島型と相良型の、どちらのタイプの老い方、死に方をしたいですか」と尋ねると、驚いたことに、ほとんどの人が大三島型を希望されます。

これまでの日本社会は、相良村のような豊富な医療・介護サービスを高齢者に提供することをめざしてきました。しかし今後、激増する高齢者に対して豊富な医療・介護サービスを提供する社会の余裕がなくなっていきます。社会全体が、いわば大三島的な状況に近づいていきます。

大三島型の社会が不可避だとすれば「できる限り自立を続ける覚悟と、食べられなくなった時に、自然死を受け容れる覚悟」を持つことが重要になります。このような覚悟ができているならば、「適切に医療・介護の提供量が減らされる」ことは、自分の望むような老い方、死に方ができる可能性を逆に高めるので、必ずしも悪い話ではありません。

※　高橋泰，緒方俊一郎，大河内二朗：自立から死亡までのプロセスとコストの分析に関する研究．平成15年度総括研究報告書．厚生科学研究補助金，長寿科学総合研究事業．

第五章

介護する側の負担

自分で動けなくなってから死ぬまでの期間は、三パターンに分かれます。半数の人が死ぬのにがんでは五〇日、循環器・呼吸器疾患では四五〇日、認知症、脳血管障害などの神経疾患では一三〇〇日です。認知症や脳血管障害では介護期間が一〇年を超えることも珍しくありません。年間一〇万人もの家族が、介護のために退職を余儀なくされています。退職することで収入がなくなり、介護者が生活保護を受けざるを得ない場面も生じます。厳しい状況は虐待を生みます。長期の在宅介護は家族の負担が大き過ぎます。通所を含めた施設介護の充実が望まれますが、介護人材が不足しています。介護需要が急増する大都市で特に不足しています。人材を確保するのに、待遇改善が必要ですが、そのためには、経験と技能の向上の評価が必要になります。

小松秀樹

看取りまでの期間は三種類

みその生活支援クリニック院長
小野沢 滋

人は最期の数年をどのように過ごすのでしょうか。よく、「ぽっくり逝きたい」などと聞きますが、果たしてぽっくり逝ける人はどの程度いるのでしょうか。もし、あなたの親が何らかの病気になって、回復困難となった場合に闘病期間はどれぐらいかかるのでしょう。看取りまでの期間の予想がつけば、あなたも「ぽっくり神話」に無用な期待を抱かず、看取りまでの期間の経済的負担、あなたの人生に及ぼす影響を、覚悟をもって具体的に考えることができるようになるのではないでしょうか。仕事を辞めて、一人で一〇年以上の介護に携わると、よほどの資産家でない限り、自身の老後が苦しいものになります。

いくつかのデータから考えてみたいと思います。

図1は亀田総合病院在宅医療部における一九九三年から二〇一四年までの二一年間における代表的疾患の取り扱い患者の生存曲線です。在宅医療部の対象者のほとんどが、自分で動くことが難しい患者です。

このグラフで分かるように、動けない期間は大きく三パターンに分かれます。

一つは悪性腫瘍で、外来受診が困難になり在宅医療に移行してから約五〇日程度で半数が亡くなります。二つ目は呼吸器疾患や心臓疾患で約四五〇日、最後は脳血管障害や認知症で動けなくなった方で、約一三〇〇日で半数が亡くなります。

このように動けなくなってから死に至るまでの期間が、病気によって、大きく異なることが分かります。

死亡するまでの体の機能低下の様子も大きく三パターンに分かれます（図2）。

一つ目は悪性腫瘍です。亡くなる直前に急激に身体機能が落ちます。それまでは普段と変わらない状態が保たれるので、普通に動いたり、コミュニケーションをとることができます。

図1：代表的な疾患の在宅医療導入後の生存率

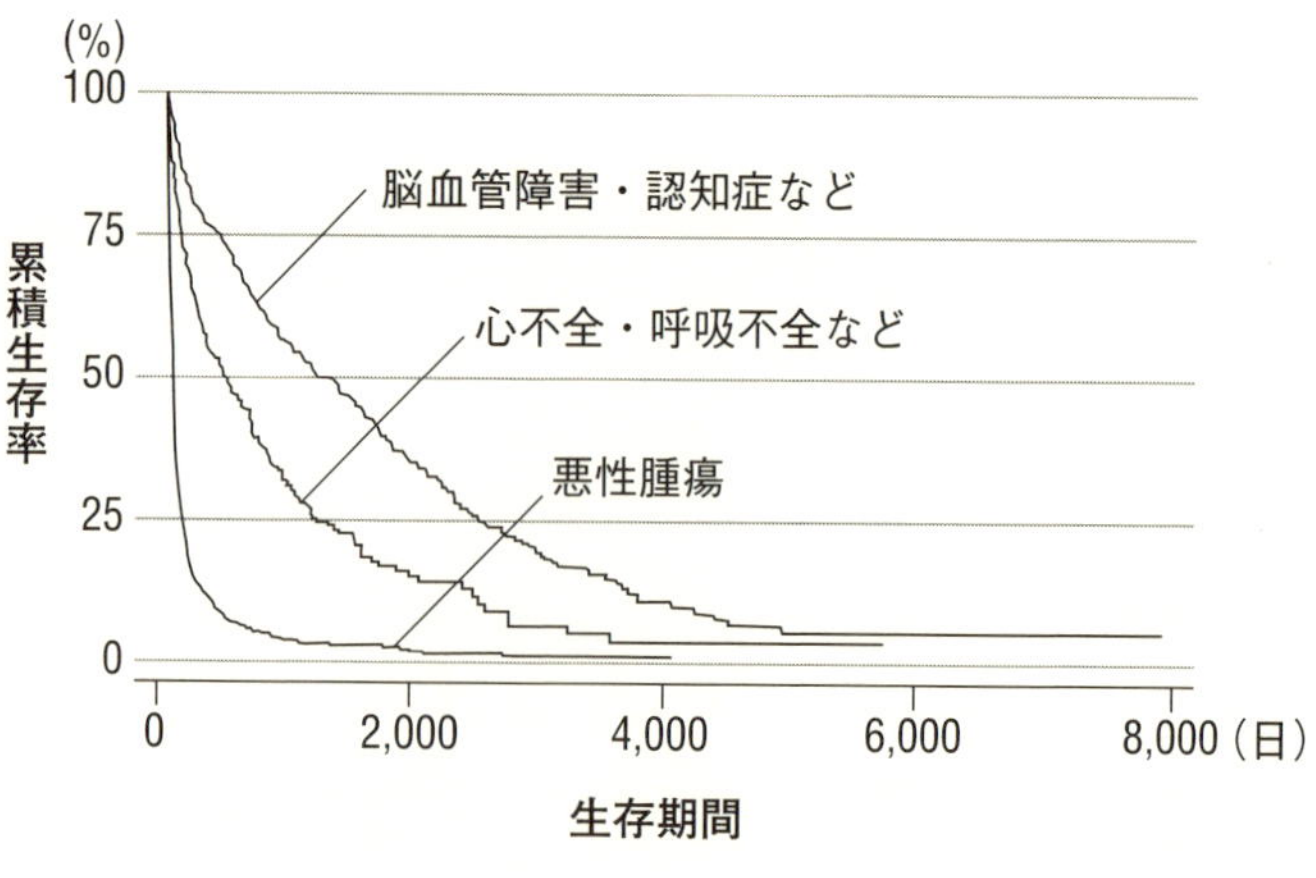

二つ目は、心臓や肺などの内臓疾患です。亡くなるまでに、例えば心筋梗塞や慢性閉塞性肺疾患の急性増悪など、症状の悪化を何度か繰り返し、そのたびに機能が低下していきます。期間は長いです。

三つ目は、老衰や認知症です。時間と共に徐々に機能が低下しながら看取りに向かいます。寝たきりの期間が長く、最終的にはコミュニケーションがとれなくなります。

図2：死亡するまでの体の機能の変化

（Lynn J and Adamson DM : Living Well at the End of Life. Rand, Santa Monica, 2003.）

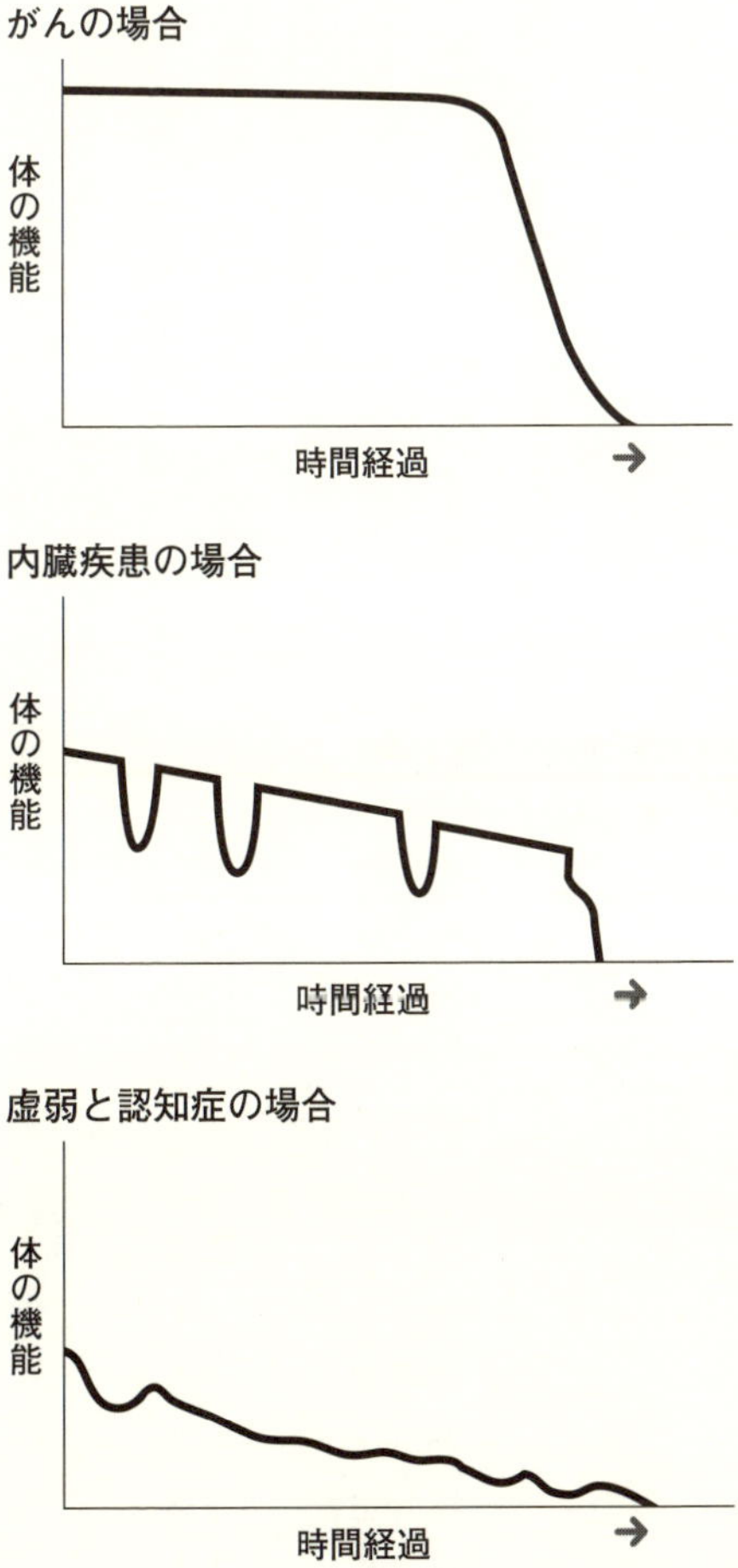

では、どれぐらいの人が長期介護を経由して亡くなるのでしょう。**表**に二〇一三年の死因順位一〇位までの死亡数とその頻度を示しました。肺炎、脳血管疾患、老衰の合計三一万八五〇人（二四・五％）の多くは、長期介護を経由して亡くなられていると想像されます。

実は、ぽっくり死ねるのは、脳血管疾患と心疾患のごく一部だけです。滅多にあることではありません。

日本人の死因として最も多いがんは、闘病期間は短く、最期まで意思疎通ができます。現在の緩和医療では、がん性疼痛も十分にコントロールできます。本人にとっても、家族にとっても、うまく医師を選べば幸せな看取りが可能です。

しかし、実際にはがんと同じぐらいの数の人

表：2013年死因順位別死亡数

（「国民衛生の動向」2014/2015より）

	死亡数	%
全死因	1,268,432	100
悪性新生物	364,721	28.8
心疾患	196,547	15.5
肺炎	122,880	9.7
脳血管疾患	118,286	9.3
老衰	69,684	5.5
不慮の事故	39,435	3.1
自殺	26,038	2.1
腎不全	25,074	2
慢性閉塞性肺疾患	16,408	1.3
大動脈瘤及び乖離	16,073	1.3

が、長期療養を経て亡くなっている可能性があります。これが日本の実態です。家族にとって、看取りまでの期間が長く、身体機能の低下が進むほど介護や施設費用の負担が重荷になります。具体的にどれほどの負担になるかは、次稿で説明します。

家族介護の負担とその後

みその生活支援クリニック院長　小野沢　滋

前稿では、人が亡くなるまでの期間と機能低下のパターン、その割合について考えました。本稿では、看取りまでの期間の経済的負担について考えたいと思います。

この問題は、個人の問題に留まりません。下手に扱うと社会の活力を根こそぎ奪ってしまう可能性すらあります。

私たちが訪問診療を行っていたある家族は、娘さんが母親を介護していました。娘さんは結婚しておらず、父親を一〇年以上前から介護し続けて、数年前に看取りました。今度は母親が認知症になったため、さらに介護を続けてきました。彼女は四〇代の半ばで仕事を辞め、父親の介護を始めました。今では五五歳です。介護や入院の費用で彼女の蓄えは年々減少していきます。今は母親の年金が主な収入源です。この先彼女はどうなってしまうのだろうと心配になります。こういったケースはまれではなく、私たちが関わっている範囲だけでも何件もあります。

図1は二〇〇〇年四月から二〇一〇年一二月の間に、亀田総合病院で在宅診療を開始した患

図１：男女別、介護者の年齢

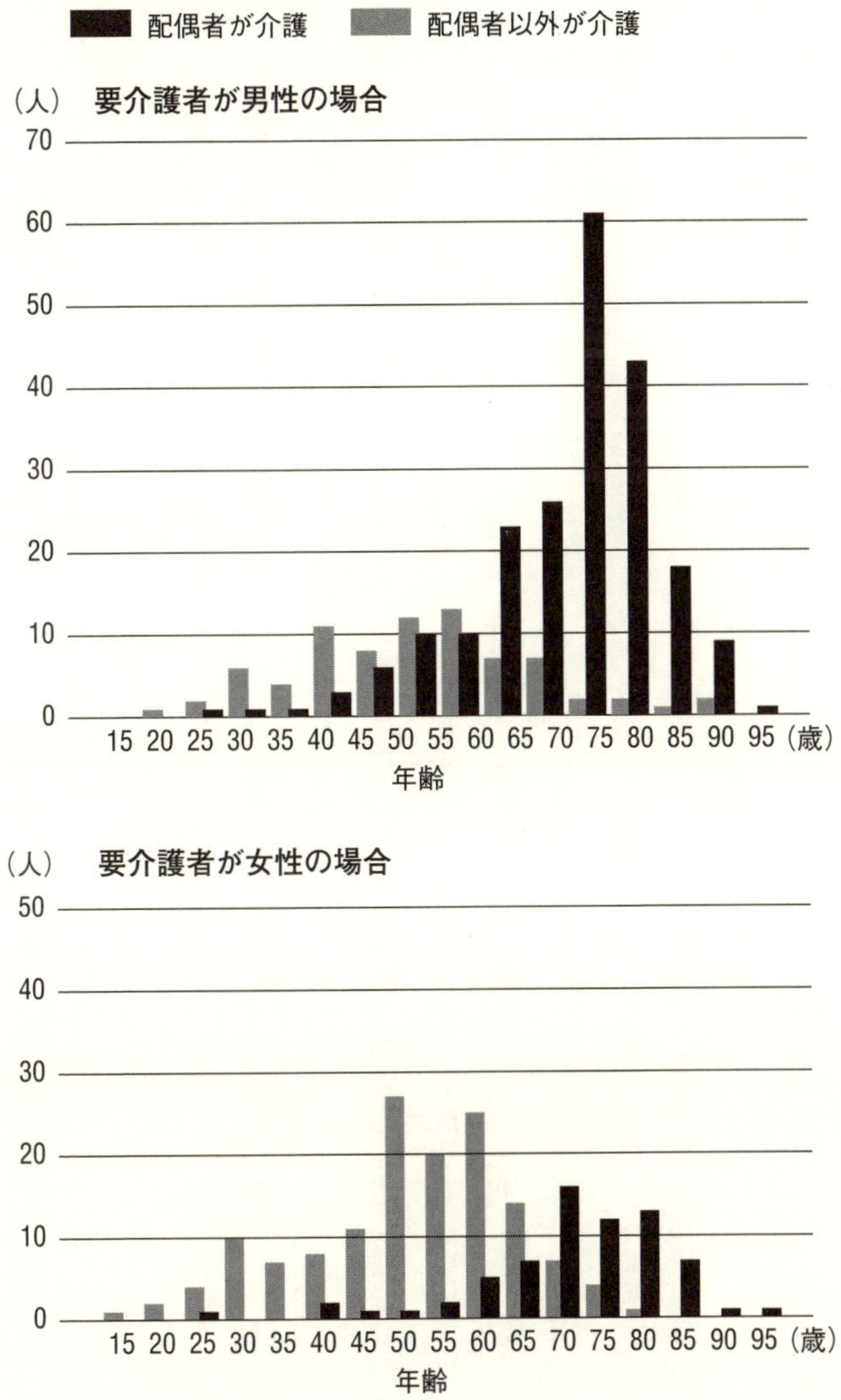

者の、主たる介護者の年齢階級別人数を、男女別に集計したものです。要介護者が男性か女性かで、介護者の年齢分布は大きく違っていました。男性が要介護者の場合、妻が介護者になることが多くなりますが、女性が要介護者である場合、子どもが主な介護者になっているためです。

今後出現する要介護者の多くが女性であることが、事態を深刻にします。現在の制度下では、女性の要介護者が在宅介護を受けると、子どもが介護者になり、介護のために職場を離れてしまう可能性が高いのです。

図2は一九九四年七月から二〇一〇年八月までに死亡した亀田総合病院の在宅診療患者の家族の、ざっくりとした逸失利益の推計値を、主要疾患別に見たものです。医療費については、亀田総合病院の支払いデータから、入院、外来、在宅診療の自己負担分を疾患別に集計し平均しました。介護費は二〇〇九年四月から二〇一〇年七月までの間に死亡した患者の、亀田総合病院の在宅医療部と関連介護支援事業所の両方を利用した患者八六名のケアプランから、自己負担分を算出しました。就労機会損失はその疾患群の平均介護期間に、介護者が仕事を辞めた場合の機会損失を時給七〇〇円として算出しました。

認知症や脳血管障害では、介護は数年間に及びます。その間、介護に専念したとすれば、数百万円の負担になります。

総務省の「二〇一二年就業構造基本調査」の第二〇三表では一五歳以上で家族の介護をしている人は五五七万四〇〇〇人でした。第一二七表によれば、過去五年間で、介護・看護のために離職した人は四八万七〇〇〇人です。そのうち、三八万九〇〇〇人が女性で、全体の約八割を占めました。私が出会ってきた娘さんやお嫁さんはこのうちの何人かに過ぎず、まさしく氷山の一角だったのです。ただでさえ少なくなっている労働力、特に女性の労働力が社会から奪われているのです。彼女たちのうち、かなりの数が仕事を辞め、蓄えを使い果たし、自分が介護される時には生活保護を受けるのです。

前記調査の第一八六表によれば、二〇一二年一〇月一日時点で女性の無業者は二九七三万人でした。このうち六八一万人が就業を希望していましたが、四一四万七〇〇〇人は求職していませんでした。第一八七表によれば、

図2：在宅介護による家族の逸失利益

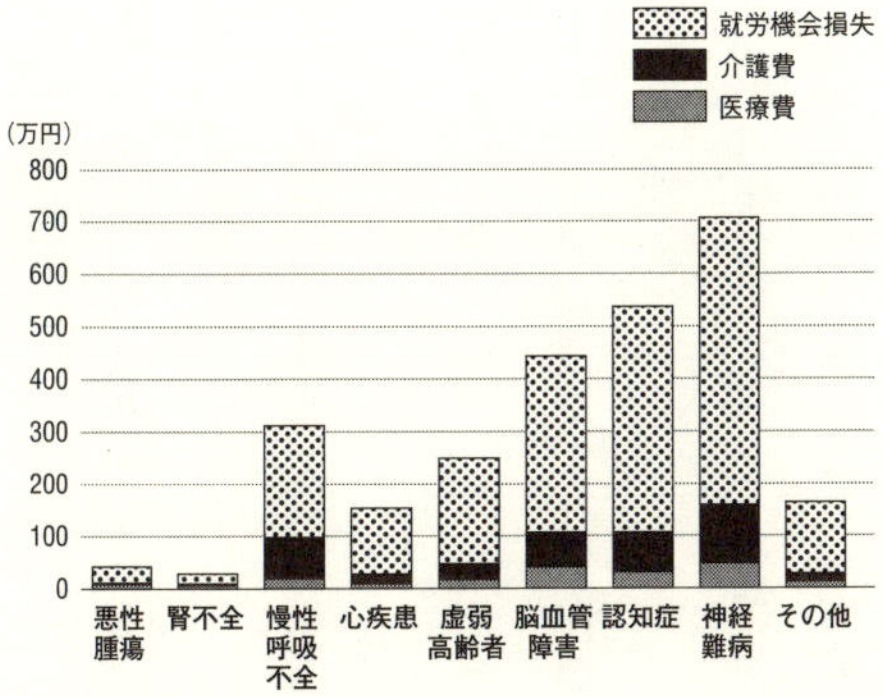

このうちの五・三％、二一万八〇〇〇人は介護・看護のため求職していませんでした。

在宅介護は見目麗しく語られがちです。しかし、私が長年在宅医療や退院支援に関わってきて得た実感から言わせてもらえば、現在の日本の制度では、家族の負担がとても重いと言わざるを得ません。

では施設介護が最後の切り札なのかというと、これにも問題があります。あまり知られていませんが、介護施設入居者の医療へのアクセスは極端に制限されているのです。酸素も、がんの痛みを緩和するための持続皮下注射の際に使うポンプも、使用できる施設は極めて限られています。

地域包括ケアと言いますが、これらの問題は置き去りにされているのです。

もし、私たちが自分の老後を満足いく形で過ごしたいと思うのなら、介護施設や、在宅医療の形を根本から変える必要があると思います。

制度をすぐに変えることは難しいかもしれません。しかし、今すぐにでもでき、そして絶対に行うべきだと思うのは、私たち医療提供者、そして介護提供者の頭の中に根強くある「家族が介護するのは当たり前」という考え方を消し去ることではないでしょうか。この考え方が、娘さんを介護のために離職させ、やがて生活保護を受けざるを得なくさせている、そういう現実があるのだと私たちは認識し、強く反省すべきです。

メタボ検診よりも虐待検診を

みその生活支援クリニック院長　小野沢　滋

人は年をとるものです。年とともに体力は衰え、やがて知力も衰えていきます。これは誰にでも訪れる現実です。ある程度早死すれば、そういった経験をしないで済むかもしれませんが、特に女性の場合、全人口の半数以上が要介護状態を経験した後に亡くなっていきます。

医療の役割は健康を守ることです。WHO憲章によれば、「健康とは、病気ではないとか、弱っていないということではなく、肉体的にも、精神的にも、そして社会的にも、すべてが満たされた状態にあること」（日本WHO協会訳）となります。私たちはともすれば身体的健康にのみ注目しがちです。しかし、残念ながら、八五歳の男性や九〇歳の女性の身体的健康を守ることは容易ではありません。彼らの寿命を延ばすための医療は、果たして彼らの幸せ、つまりWHOの定義による健康にとって、意味を持つのか疑問に思うことが多々あります。

男性は八五歳、女性は九〇歳以上になると、死亡率が年間一〇％を超えます。つまり、それ以後の年齢の人たちは、一年間のうちに少なくとも一〇人に一人は亡くなるのです。死の近くにいる人たちの健康を、身体的健康のみとすれば、それを守ることはほぼ不可能だということが死亡率を見ても明らかなのです。

　そういった中で私の頭をよぎるのは、身体機能の維持だけに注力している現在の医療や介護、特に「予防」の取り組みが虚しい努力ではないのかという疑問です。私の経験から言わせていただければ、高齢者は、自発的努力があれば体の機能が維持あるいは改善されることがありますが、外部からの指導にはほとんど効果がありません。そして、恐らく彼らの健康を私たちが守れるとすれば、それは身体的健康よりも精神的健康や社会的健康の方だと思うのです。

虐待検診

　虐待を予防するための検診があったらどうでしょ

図1：被虐待高齢者から見た虐待者の続柄

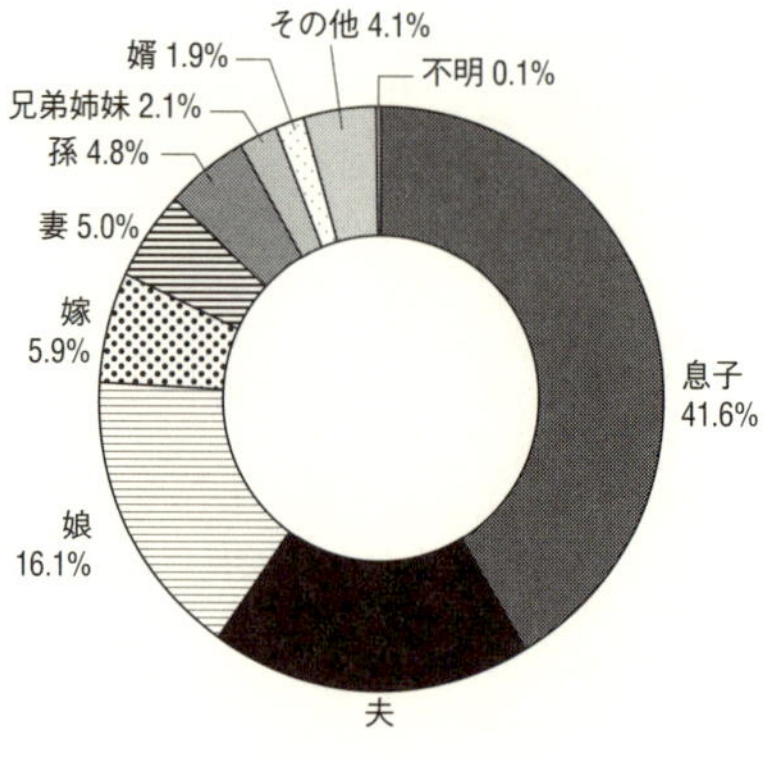

う。高齢者虐待は、される方もする方も明らかに「健康」を著しく損ねる出来事です。

二〇一二年度の「高齢者虐待の防止、高齢者の養護者に対する支援等に関する法律に基づく対応状況等に関する調査」（以下虐待防止調査）によれば、相談・通報のあった二万三八四三件中虐待と認定された件数は一万五二〇二件でした。被虐待高齢者から見た虐待者の続柄は息子が七〇七一人、四一・六%、以下夫一八・三%、娘一六・一%、息子の配偶者五・九%、妻五・〇%と続きます（**図1**）。

二〇一三年の「国民生活基礎調査」によると、同居介護者の六九・四%が悩みやストレスを自覚しています。「ほとんど終日」介護に携わっている同居の主な介護者は、妻三八・二%、娘一九・三%、夫一六・一%、息子一一・四%、嫁九・六%、婿〇・二%でした（**図2**）。

図2：「ほとんど終日」介護に携わっている同居の主な介護者の続柄

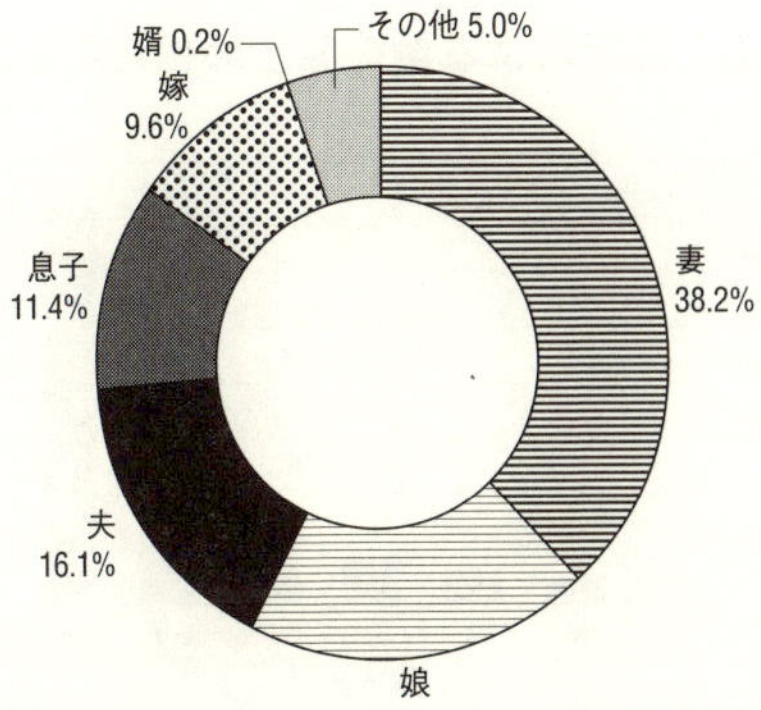

この数字と虐待防止調査の数字を組み合わせ、ストレスから虐待が発生すると仮定して、おおよその虐待発生相対危険度を計算しました。最も頻度の低い妻による虐待を一とすると、相対危険度は婿七三、息子二八、夫八・七、娘六・四、嫁四・七でした（**図3**）。介護者が男性か女性かによって、明らかに虐待発生の危険度が異なりました。

息子による介護での虐待発生率を、大まかに推計してみましょう。二〇一二年度の介護保険事業状況報告によると二〇一二年一〇月末の要支援・要介護認定者総数は五四九万人。介護給付費実態調査の二〇一二年一一月審査分のデータと二〇一三年度有料老人ホーム・サービス付き高齢者向け住宅に関する実態調査研究から、家庭で生活している要支援・要介護者数を推計しました。家庭での介護保険サービス受給者数は三二七万人、家庭以外でサービスを受けている人は一三三万人でした。要支援・要介護の認定を受けているにもかかわらず、サービスを受けていない人は計算上八九万人に

図3：続柄による虐待発生の相対危険度

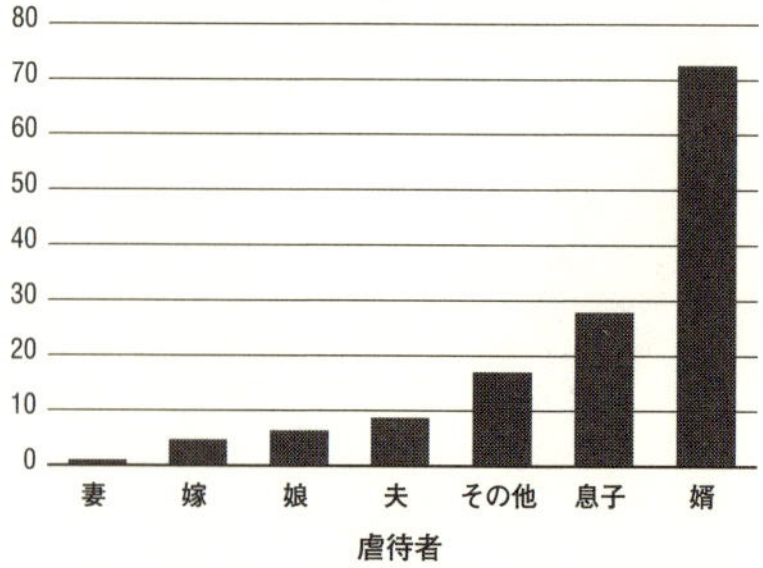

なりました。家庭で生活している要支援・要介護者総数は三二七万人＋八九万人、合計四一六万人と推計されます。前記国民生活基礎調査で、介護時間が半日あるいはほとんど終日になり、同居の介護者に負担のかかる人は、要支援・要介護者の三四・八％でした。すなわち、半日、あるいは、ほとんど終日家庭で介護を受けている人は計算上、一四五万人になります。これに終日介護している担当者の比率を乗ずると一六万五〇〇〇人程度の要支援・要介護者が息子によって長時間の介護を受けていたと考えられます。二〇一二年度、息子による虐待発生件数は七〇七一件でしたので、息子による介護では、少なくとも年間約四％程度に虐待が発生したという計算になります。大まかではありますが、まれな出来事とは言えないということが分かります。表面に出てきていない事例もあります。条件さえそろえば、誰にでも生じうる事態かもしれません。

私も、息子が介護者のケースで明らかな虐待事例を数例経験しました。私が委員長を務める鴨川市虐待防止委員会にこれまで報告された高齢者虐待の事例も、多くが息子による虐待でした。

息子や夫が、娘や妻より悪いとして、取り締まりや処罰で対応しようとしても、事態は改善されません。善悪の問題ではなく、生物学的条件の問題として捉え、それを前提に予防対策を立てるべきです。そこで検診の仕組みを役立てられないでしょうか。

自治体の取り組み

自治体によって、虐待に対する取り組みは大きく異なります。家族による虐待という悲惨な問題を扱うのは、容易なことではありません。地域包括支援センターの力量、その指導者の個人的力量に大きく依存します。

千葉県内で最も意欲的に取り組んできた松戸市や鴨川市では、二〇一二年前後の高齢者人口あたりの虐待発生率は〇・二%程度でした。千葉県全体では〇・一%と下がり、千葉県内の市町村によってはゼロという所もありました。これは虐待発生が少ないということではなく、虐待から目を背けているために発生を把握できていないのだと思われます。

自治体が虐待の問題に向き合うきっかけとしても、虐待検診は有意義だと思うのです。効果が定かではないメタボ健診に多くの財源を投入するよりも、虐待検診を行う方がはるかに低コストで国民の社会的健康に役立つのではないでしょうか。多死の時代の今こそ、身体的健康をめざして無益な努力をするのではなく、よりよく死ぬことをめざして社会的健康のためにもう少しお金を使ってはどうでしょうか。

辞めていく介護職

ロハス・メディカル論説委員　熊田梨恵

介護現場では慢性的に人が足りません。公益財団法人介護労働安定センターが二〇一三年度に行った「介護労働実態調査」では、従業員の不足感がある事業所が五六・五％という結果でした。

人手不足の最も大きな理由は、賃金が低いことです。全国労働組合総連合の介護・ヘルパーネットが二〇一四年四月に発表した「介護施設で働く労働者のアンケート調査中間報告」によれば、介護施設で働く正規職員に決まって支払われる賃金の二〇一三年一〇月分の平均は二〇万七七九五円でした。厚生労働省が二〇一三年に行った「賃金構造基本統計調査」によれば、一般労働者（短期労働者以外で、正規、非正規を含む）の二〇一三年六月分の平均所定内給与額（※）は二九万五七〇〇円でした。約九万円の開きがあります。

月に二〇万円では、都市部だと家賃を払って食べていくだけで精一杯です。共稼ぎでないと、家族を養っていくのは難しい額です。

筆者が以前、富裕層を相手にした有料老人ホームで働いていた時の話です。スタッフの中に、二〇代半ばの男性で、介護技術も高く、よく気の利く優秀な職員がいました。彼をとても気に入っている入居者がいて、その方は現役時代に会社を経営していました。ある日、その男性スタッフが辞めたいと言い出したのですが、スタッフ全員で引き止めたのですが、彼は結婚を考えていたようで、「この仕事だと給料も少ないし、結婚もできない。今後が心配」と言って辞めていきました。ただでさえ少なかったスタッフから頼りになる男手が減り、大変でした。ところが数カ月後、何と、その入居者の家族とその男性スタッフが一緒にホームに来たのです。驚いたことに、彼はその入居者が経営していた会社に就職していたのです。とても気の利く優秀な職員だったので、自分の会社にほしいと思われたのでしょう。外出や外泊する時には介護を任せられるし、会社の仕事も任せられるなら、一石二鳥ということで彼を引き抜いたようなのです。経営状況のいい建設会社だったようで、給料が上がったと思います。

最初に示した二〇一三年度の介護労働実態調査では、介護に関わる労働者の五四・〇%が、現在の仕事を選んだ理由として「働きがい」を挙げています。ところが、いざ働いてみるといわゆる「3K」の職場です。賃金の低さ、社会的評価の低さ、身体的・精神的負担が大きいことに悩んで、辞めていく人が多くいます。この調査では、働く上での悩み、不安、不満等として最も多かった回答は、「人手が足りない」で四五・〇%、次に多かった回答は「仕事内容のわりに賃金が低い」で四三・六％でした。この調査によれば、訪問介護や施設介護を直接行う職員の二〇一二年一〇月からの一年間の離職率は一六・六％でした。ただし、「二〇一三年雇用動向調査」では、二〇一三年一月から一二月までの常用労働者の離職率は一五・六％とあまり変わりませんでした。どの職場でも離職が多いのかもしれません。

介護は、本人や家族の一番近くで寄り添う仕事、自分よりずっと長く生きてきた人の生活に関わる仕事です。身体介護や生活援助の技術だけが優れていても、よい介護はできません。大きいのはコミュニケーション力です。状況やタイミングを読んだり、他の家族や関係者、専門職との関わりを考える必要があります。介護職は、医師や看護師より本人と関わっている時間が長いのです。本人の微妙な変化に気づく力が求められます。人はみな違うので、誰かにとってよかったケアが、他の人にとってよいとは限りません。工夫する力が必要です。専門性が非常に高く、本人や家族からの要求が多い仕事です。それなのに、賃金が一般労働者と比べて九万円近く低いのでは、人手不足も仕方ないでしょう。

人手不足なのに、なぜ賃金が上がらないのでしょうか。介護サービスは、国が報酬額を決める介護保険制度の中で提供されています。その報酬額の設定が低いのです。その中から運営に必要な経費を引くと、結局人件費を下げざるを得ないのです。

実は、政府も介護職の給与を上げるために、対策を講じています。二〇〇九年度の介護報酬三%プラス改定、二〇〇九年一〇月から始まった介護職員処遇改善交付金、二〇一二年度の介護報酬一・二%プラス改定を合わせると、介護職員の給与を月額三万円相当引き上げる効果があったとしています。しかし、介護報酬のうちどれだけを人件費に回すかは経営者次第なので、事業所によってばらつきがあります。

介護報酬を上げて給与を増額しようとすれば、保険料と税金を上げざるを得なくなります。六五歳以上が支払う介護保険料の月額は、二〇〇〇年の制度開始から二〇〇三年度介護報酬改定までの全国平均で二九一一円でした。これが二〇一二年度介護報酬改定後三年間の全国平均では四九七二円にまで増えました。今後も介護需要が増え、保険料が上がるのは目に見えています。介護人材を確保するために負担を増やすことについて、国民の理解を得られるかは分かりません。

※　労働契約等であらかじめ定められている支給条件、算定方法により六月分として支給された現金給与額（決まって支給する現金給与額）のうち、超過労働給与額（1．時間外勤務手当、2．深夜勤務手当、3．休日出勤手当、4．宿日直手当、5．交代手当、として支給される給与をいう）を差し引いた額で、所得税等を控除する前の額をいう。

介護職の給与の背景となる経済学的環境——増額は可能か

医療経済研究機構所長　西村周三

日本では高齢者が急増しつつあります。介護人材の確保が大きな課題になっています。団塊世代の子どもの数が絶対数として多かったため、これまで若年労働力の減少は避けられてきました。この世代がほぼ四〇歳に達し、今後は若年労働力が急速に減少していきます。それでなくても不足している介護人材が、二〇二五年には、現状の二倍近く必要になるとする推計もあります。

労働力の急速な減少は、日本経済全体に大きな影響を与えます。外国人を受け入れて労働力不足をカバーしようという考えがありますが、これは、介護・福祉分野に留まらず、あらゆる産業で検討されるべき問題です。

しかしこの種の問題をいたずらに粗っぽく扱って危機感を煽ると、誤解に基づく過大な不安を招きかねません。冷静に実情を見極める必要があります。

第一に、介護人材に若年「高齢者」を活用できる可能性があります。現在、介護分野では、非常勤職員の割合が高く、その大半が、ヘルパーなどの職種に見られるように高年齢の職員です。

他の産業では、若年者の非常勤化が深刻な問題となっていますが、介護分野ではこの問題の深刻さは軽度です。今後も五〇から六〇歳代の介護従事者の増加を期待せざるを得ません。介護労働の「過酷さ」を軽減することがこの前提となります。労働条件を改善して、介護職にしばしば見られる腰痛、メンタルヘルスの問題などを軽減する工夫が必要です。高齢者による介護は体力的に難しい面があります。しかしここにこそ、工夫が求められます。

第二に、給与体系を多面的に検討する必要があります。他の産業と比べて、介護労働の「平均」賃金・給与の低いことが指摘されていますが、これは勤続年数、年齢、やりがいなどを考慮して総合的に検討すべきことです。今後、介護従事者を確保するために重要なことは、経験や勤続年数の増加に応じて、適切に給与が増加していくようにすることです。この分野は、二〇〇〇年に介護保険が発足して以降、需要が急増した分野なので、相対的に経験年数、勤続年数の短い労働者が多いのが特徴です。こういった人たちに対する処遇が悪いことを批判する声が多くみられます。しかし、長期的に取り組むべき課題は、経験に伴って上昇する技能を、経済的に正しく評価することです。

経験や技能の向上を賃金の引き上げにつなげるためには、経済的評価に先立って、社会的評価、特に利用者による正当な評価を築き上げる努力が必要です。利用者が、介護職の高い技能を高い技能として認め、その享受を感謝するようになることが、介護保険料引き上げを受け入れるための要件の一つとなります。社会的評価を経済的評価につなげる好ましい流れを作ることが、給与の増額に必要です。

介護費用のほぼ三分の二は人件費です。ロボットの活用や、介護の技術進歩（例えば転倒防止のための人間工学的研究の現場での応用、介護者の体力の消耗防止や、メンタルな負担の軽減）にも大いに期待したいところですが、全体として介護者給与と介護保険料が連動することは避けられません。介護保険料引き上げの社会的合意が得られなければ、介護職の待遇改善は不可能です。

介護保険料引き上げへの社会的合意が得られる状況を作り出すためには、社会福祉法人などの経営者の意識を変えていかなければなりません。現在、社会福祉法人の積立金の多さが批判の的になっています。一般の産業における内部留保は、社会福祉法人に比べて、桁違いに多いのですが、それでも、社会福祉法人の経営者は、内部留保を職員の待遇改善につなげるべきであるという批判を、甘んじて受けるべきです。他産業に比べて、職員の経験年数が短いことからすれば、今後の人件費を確保するために積立金を保有したいという気持ちは分かりますが、やはり適切な給与を保障しないと、「安かろう、悪かろう」の介護が横行しかねません。

最後に介護職の待遇改善について、長期的に見て二つの方向があることを述べておきます。一つは北欧型の高福祉・高負担の方向です。この場合は、社会保険料負担ないし税負担が高まることは避けられません。

もう一つは、公的介護保険がカバーする範囲を限定し、個人負担の範囲を大きくする方向です。公的介護保険外のサービスについては、個人の選択に委ねられ、現金や民間保険で支払われることになります。将来にわたって、公的介護保険がなくなることは考えにくいですが、財政事情からは、給付範囲の見直しは避けられません。

公的介護保険の範囲を限定する場合、介護サービスの提供側は、広報活動をこれまでより活発に行わなければならなくなります。現在、社会福祉法人などを束ねて経営するホールディングカンパニーが提案されていますが、小規模のサービス提供者には、広報活動に割く余裕のないことが問題です。

実は先進的な介護活動の多くは、ボランティア的な小さい事業者によって生み出されています。利用者側には、これを評価する能力が求められます。この分野で、本当に良いサービスとは何かを判断することは意外に難しいのです。

第六章　認知症は難しい

認知症高齢者は自分と自分がいる環境の意味が分からなくなります。不安を少なくし、誇りを保つために、自分の「意味の世界」を形成します。妄想などの周辺症状が出現すると、家族は扱いに難渋します。運動機能が残っていれば、徘徊するので目を離せません。認知症は、発症から死亡までの期間が長いので、自宅で看ている家族は、精神的、身体的、経済的に疲弊します。施設での看取りや多職種チームによる訪問支援などの取り組みも始まっていますが、根本的な解決にはつながりそうにありません。今後、認知症高齢者は大都市を中心に急増します。残念ながら解決策は全く見えていないというのが実情です。

小松秀樹

認知症高齢者の住む「意味の世界」

東京大学名誉教授　大井 玄

「意味の世界」という言葉は、恐らく初めて耳にされるでしょう。最初にその意味を説明いたしましょう。

私たちは、世界は見るもの、聞くもの、触るものからできていると思っています。しかしそれは、脳科学の見出したところによると、私たちの思い込みであって、私たち、いやすべての脳は、世界をその経験と記憶から、一刹那、一刹那に、作り上げているのです。

したがって環境から同じ刺激ないしは情報を受け取っても、脳によって受け取る「意味」はその記憶と経験によって全く違ってきます。同じものを見ても聞いても、あなたと私が受け取る意味は違います。恐らく、それを最も鮮やかに示したのは、大乗仏教の唯識派の僧侶たちでしょう。

手を打てば　鯉は餌と聞き　鳥は逃げ　女中は茶と聞く　猿沢の池

どうです。それぞれの脳は、その記憶と経験に基づいて、同じ音刺激から全く違う意味をくみ取っています。

つまり「意味の世界」は、その人が認知症であろうと認知症でなかろうと、それぞれの脳が紡がざるを得ない世界です。しかし意味の世界がどんな性質を備えているかは、認知症高齢者の場合、そこに介護の人が入ってあげる必要があるので、特にそれをわきまえる必要があります。

以下認知症の半数以上を占めるアルツハイマー型認知症を例にとります。

「意味の世界」では安心できる

認知症高齢者の多くは自分がいつ、どこに、何のためにいるのかが分からなくなります。つまり自分と自分がいる環境の意味と関係が分からなくなります（見当識を失う）。それが典型的に観察できるのが「夕暮れ症候群」です。

夕暮れになると認知症のお母さんが自分の家に帰ると言い出す。そこに五〇年もいて彼女の家なのだと言い聞かせても、決して納得しません。つまり彼女は、幼い時の自分に戻っていて、自分の育った懐かしい両親の家に戻ろうとしている。こういう時熟練した介護人なら、彼女の意味の世界に入ってあげ、一緒に外を歩き、「もう暗くなってきたから、今日はひとまず戻りましょう」などと上手に対応します。

「意味の世界」では誇りが保たれる

有名な「もの盗られ妄想」は、自分が忘れて見えなくなった財布を嫁が盗ったと言い張ってきかないものですが、この際顕著なことは、認知症高齢者は決して自分が間違ったと思わないことです。自分は常に正しく、何か不都合があればそれは常に他の人が行ったことなのです。「妄想」とは矯正不能な間違った考えと定義されますが、もの盗られ妄想はむしろ記憶の極端な低下と、自分の誇りを保つ衝動の結び付いた現象であるようにも見えます。

自分の誇りを保ちたいという心理的力動は、自分がいつ、どこに、何のためにいるのかという見当が失われることから生じる、極度の不安にその源があるように見えます。誇りを持つことが、その不安を打ち消すよう作用しているのをうかがわせます。

その一例が、石井が「仮想現実症候群」と名付けた認知症高齢者の有様です（※1）。

彼らの意識は明晰ですが、自分が置かれた環境認識は私たちが認識するものと全く違います。石井の挙げた例の一つは八〇代の女性で、かつては北九州で料亭を経営し成功させたのでした。しかし彼女は病棟の制服姿の看護師たちを料亭の仲居だと思っていて、ある看護師には「あなた、日本間を掃除しておいてちょうだい」と命令し、他の看護師には「コーヒー五人前すぐに持って来て」と言いつける。彼女は一段と格上の女将です。

筆者の経験例では、ある認知症女性が、同じ病棟の男性を自分の弟だと思っていて「シューちゃん」と呼んでいた。男性はもちろんそんなことは知らない。ある時筆者が彼女の話を聞いていると「シューちゃん」が側を通りかかった。「ほらシューちゃんが来た。声をかけてあげなさい」とけしかけたので、彼女が呼びかけた。男性は自分だとは思わないで通り過ぎて行った。すると、「あの子はね、小さい時に高い塀から落ちて頭を打ってからああなのよ」と、のたもうたのです。

ここでも悪いのは相手であって、自分は正しいというストーリーが保たれています。

「意味の世界」に入ってあげる必要

このように自分の紡ぐ「意味の世界」で認知症高齢者が落ち着くのだとすれば、私たちはその「世界」に入り、そこの一員として振る舞う必要があります。それが彼らに、我々とのつながりを感じさせ、安心させる方法だからです。

その世界では彼らの誇りが保たれなければなりません。そのために効果的な手段には、敬語を使いゆっくり話すこと、逆らわないこと、笑顔であること、適切に触ることがあります。これらはいずれも脳科学的にも実践上にも裏付けがあります。

日本の共同体社会のレベルでは、沖縄県佐敷村での精神医学的調査があります（※2）。まず、沖縄の言葉には非常に発達した敬語の体系があります。例えば、そこにあるものを目下の者になら、ただ「トレ」と言う。自分と同等か少し年上なら「トミソーレ」、ずっと年上なら「トテクミソーレ」と言います。さらに沖縄では、時間がゆっくりし流れています。高齢者がゆったりと不安なく暮らせる文化がありました。そこでの高齢者の認知症有病率は東京での在宅高齢者認知症有病率と変わらないのに、周辺症状が見当たらないのでした。東京では当時半数に周辺症状が、夜間せん妄だけでも二割に起こっていました。

まとめ

同じ環境にいても私たちの脳は、それぞれ別な「意味の世界」を紡いでいる。「意味の世界」では、誇りが保たれ、不安が少なくなるところに特質がある。

認知症高齢者は自分の置かれた環境の見当が失われており、それは「仮想現実症候群」として周囲に気づかれることもある。

認知症高齢者の「意味の世界」が壊れない配慮を行うことが、認知症高齢者が社会的に適応するための基本条件であり、そのいくつかの技法を挙げた。

※1　石井毅：仮想現実症候群．老年精神医学雑誌，14, 347-354, 2003.
※2　真喜屋浩：沖縄の一農村における老人の精神疾患に関する疫学的研究．慶応医学，55, 503-512, 1978.

認知症グループホームが抱える課題

NPO楽理事長　柴田範子（聞き手・熊田梨恵）

熊田　厚生労働省が二〇一五年一月に発表した「認知症施策推進総合戦略（新オレンジプラン）」では、認知症患者数が二〇一二年の約四六二万人から、二〇二五年には約七〇〇万人に増加するという推計が示されました。急増する認知症患者とその家族をどう支えていくかが地域の必須課題です。厚生労働省は在宅介護を推進していますが、長期の家族介護には限界があります。認知症の方を受け入れている施設として、グループホームと精神科病院を挙げることができます。専門の施設ではありませんが、特別養護老人ホームや介護老人保健施設も認知症の方を受け入れています。今回は、グループホームについてうかがいたいと思います。柴田先生、グループホームとはどんな施設で、どんなメリット、デメリットがあるのでしょうか。

柴田　グループホームは、比較的元気な認知症の方が少人数で共同生活を営む施設です。利用者は五人から九人。特養などに比べると小規模ですが、雰囲気はアットホームで、スタッフは食事の支度や掃除、洗濯などを利用者と一緒に行います。家庭的で落ち着いた雰囲気の中で生活することでなじみの関係ができ、生活上の困難や行動障害が軽減されたり、共同生活の中で役割を見つけられるというメリットがあります。デメリットは軽度の方の入居を前提とした施設であることです。入所条件に「共同生活の営める方」と書かれている場合が少なくありません。介護職員不足から重度化に対応した人員配置が難しく、日中のスタッフは複数いますが、夜間は一人が多いようです。看護師は施設によっていないところもあります。

熊田　そのグループホームが、どんな問題を抱えているのでしょうか。

柴田　先ほども話しましたが、入居者の重度化です。開設後一〇年を超えるグループホームも少なくありません。時間の経過とともに医療的ケアの必要な利用者は多くなりますから、より手厚いケアや介護が必要になります。特に夜勤時は看護師もいないので緊急時の対応が不安だと言う介護職は多いようです。

熊田　でも最初のお話では、グループホームは軽度の方が前提ということでしたよね。重度化したら在宅に戻らなければいけないのでしょうか。在宅介護の負担を軽減するために入所していたのに、親子二人の世帯だと子どもは職を失ってしまいますよね。

柴田　ご家族の負担が大き過ぎるので、在宅に戻そうとすると軋轢が生まれかねません。グループホームに入所するまでに、ご家族は疲れ果ててしまっている場合が少なくありません。様々な出来事が起きて戸惑いも大きかったはずです。経済的な負担も少なくありません。介護のために職を失うことは社会全体の損失になります。こうしたこともあって、重度の方でも引き続き受け入れている施設は多いです。別の施設に移るとしても、入居待ちの期間をどうするか、介護費用の問題もあるでしょう。特養は認知症を専門としていませんが、費用が安いので、最後の希望になる場合が多々あります。特養が空くのを待ちながら、グループホームに入居している方もいます。

熊田　家族の生活や経済事情は切実ですよね。グループホームで最期まで引き受ける場合、少ない人員配置で看取りは可能なのでしょうか。

柴田　看取り介護加算や医療連携体制加算が介護報酬の中に組み込まれていますし、グループホームに求められる役割の一つとして看取りをする施設は増えてきました。今後さらにニーズは増えるでしょう。二四時間一緒に過ごしてきたスタッフに支援されながら生活し、看取られるのは自然なことです。普段から職員や家族、連携している医療職が本人の日常の変化などを話し合って、いざという時の体制を作っておけば、看取りの時には、家族、介護職員、看護師が本人に寄り添っていれば十分です。ただそうなると、終末期ケアなどのスタッフ教育や家族の意思確認など、負担は増えます。介護職員としての経験が浅かったり、終末期ケアの教育をしっかり受けていないと、看取りについての不安から、何かあると医師や救急医療に頼りたくなる気持ちが出てきます。自分たちでしっかり看取っていけるようにするために、介護職員への教育とサポートが組織に求められます。

熊田　グループホームは社会から必要とされているにもかかわらず、多くの問題を抱えていることが分かりました。

認知症に対する多職種チームによる訪問支援

社会医療法人北斗会さわ病院　澤　滋

医学モデルと生活モデル

朝田らの報告（※）では、日本の六五歳以上の高齢者人口の一五％、二〇一〇年時点で四四〇万人が認知症だと推定されました。認知症患者の尊厳を保ちつつ生活を支える上で、病気の状態からそうでない状態に戻すことをめざす医学モデルには限界があります。近年、社会福祉の分野で重要視されている生活モデルによるアプローチとの協働が求められます。生活モデルでは、病者や障害者の生活の改善を重視します。

英語の「ｒｅａｃｈ　ｏｕｔ」は援助の手を差し伸べるという意味です。これを名詞化したアウトリーチは、福祉領域で、訪問支援という意味で使われています。現在、認知症患者とその家族を、彼らの生活の場に出向いて支えようという動きが広まりつつあります。

医学モデルの限界

受診を待っていると遅れる

従来の医療では、患者側が積極的に病院を受診しない限り、サービスが開始されませんでした。夫婦そろって認知症だと、病院を受診するという行動を取れず、生活支援を積極的に求めることもできません。外来受診を待って介入するのでは、遅れが生じ、悲惨な事故が起きかねません。認知症が進行する過程で見られる抑うつや不安、徘徊といった周辺症状が生じると、介護者の負担は増大します。医療機関を受診する時には、既に家族が疲れ果てているため、入院させざるを得ません。家族が疲弊しているほど、自宅に戻すのが困難になります。

医療機関では生活情報が得にくい

さらに診療の場面で得られる情報には限界があります。生活を支えるという観点からは、金銭管理や家事などの遂行能力が維持されているかどうかを評価することが大切です。普段同居している家族ならまだしも、普段一緒に住んでいない家族に連れられて医療機関を受診しても得られる情報は限られています。

入院を経由すると生活の場に戻しにくい

現在、認知症について、病院で現状の評価と必要に応じた治療を行った後に、介護を中心とした地域サービスへ移行するという流れが想定されています。しかし、入院治療で周辺症状が軽減したとしても、認知症そのものがよくなることはありません。このため、認知症患者の退院先を確保するのは簡単ではないのです。入院で負担から解放された家族は、患者を受け入れたがりません。高齢者の入所施設は利用者であふれ、待機期間が長期化しています。そもそも、医療機関への入院は環境変化が大きいため、たとえ短期間であっても、しばしば認知症の周辺症状を増悪させます。入院医療の後、生活現場で福祉が支援するというスキームには無理があります。

多職種チームによる訪問支援（アウトリーチ）

現在、全国で認知症疾患医療センターが整備されつつあります。地域包括支援センターと協力しながら、かかりつけ医や地域の介護・福祉サービスと連携することが期待されています。しかし、一部例外はありますが、患者側が自ら積極的に受診したり、支援を求めたりしない限り、サービスが開始されません。

カナダでは、多職種からなる認知症の訪問支援チームが、患者の生活の場で診療や支援をする試みが進んでいます。筆者は二〇〇八年から二年間カナダに留学しました。その間の数カ月、この取り組みを学ぶ機会を得ました。この経験から、日本における訪問支援について考えてみます。

まず、認知症疾患医療センターの機能を拡充して、本人、家族、友人、隣人からの情報を地域で一元的に把握できるようにすべきです。情報収集と支援開始にあたって、人権侵害が生じないよう、細やかな配慮が必要であることは言うまでもありません。センターにはソーシャルワーカー、ケアマネジャー、保健師、認知症の診療に精通した医師など多職種が所属します。チームで患者の生活の場である自宅や入所施設に出向き、評価や介入を行います。提携している医療機関の医師や他のスタッフが訪問に同行できれば有益です。生活の場で認知機能評価を行うことで、生活に直結した情報が得られます。身体的な問題で短期間入院するのはやむを得ませんが、認知症や周辺症状に関しては、可能な限り「もともと住んでいる場所」で治療が可能かどうかを検討すべきです。進行した認知症については、家族の負担が大きいので、施設への入所を考慮せざるを得ません。

サービスを向上させるために、医療と福祉の密接な連携が必要です。連携を高めるための方法として、行政がセンターにお墨付きと権限を与える、あるいは、厚生労働省が提唱しているように医療・福祉を広くカバーする「ホールディングカンパニー」で全体のサービスを統合することなどが考えられます。しかし、上意下達の階層型コントロールだけでは、きめ細かな連携は難しいでしょう。従来言われているように、様々な機関の現場の実務者が、顔の見える関係を構築して、横の連絡を密にすることが何より重要です。

多職種チームによる訪問支援を増やしていくためには、診療報酬による誘導が望まれます。日本でも、一部の先進的地域では、こうした取り組みが開始されていますが、システムとして安定的に継続させるためには、経済的な裏付けが必須です。経済的裏付けがなければ、マンパワーを確保できません。

認知症は老いに伴う疾患です。認知症についての議論は、どのように最期を迎えていくのかについての議論と切り離せません。「認知症が悪化したため入院したものの、その後転倒による骨折や肺炎で退院が困難となり、何とか見つけた退院先の施設へ移るためには胃ろうを造らないといけない」、このような流れを変えていくためには、社会全体で、早期から老いや死を自分の問題として考えていくことが必要です。

※　朝田隆，泰羅雅登，石合純夫，清原裕，池田学，諏訪さゆり，角間辰之：都市部における認知症有病率と認知症の生活機能障害への対応．平成24年度総括・分担研究報告書．厚生労働科学研究費補助金，認知症対策総合研究事業．

第七章　社会的包摂

東京都で孤独死が増えています。他の大都市でも増えている可能性があります。全国で最も介護施設が不足している首都圏では、七五歳以上の独居高齢者が、二〇一〇年の三三万六〇〇〇人から、二〇二五年には五六万五〇〇〇人まで増加します。施設での生活は、必ずしも望ましいものではありません。自立しつつ社会活動に参加し、人間関係を最期まで維持する努力が必要です。東京都杉並区では、「安心おたっしゃ訪問」という制度が創設され、高齢者の情報が地域包括支援センターに提供されるようになりました。さらに、高齢者の集うカフェで、地域を活性化するための活動が行われています。注目すべきは、活動が活発になるにつれ、互いにケアし合い、見守る関係が出てきたことです。

小松秀樹

孤独死は減らせるのか

みその生活支援クリニック院長　小野沢　滋

先日、八五歳の女性の患者さんがしきりに「先生うかぶのだけは困るから」「あたしは、うかびたくないから」と言うのです。「うかぶ」とはどういう意味なのか、しばし悩みました。歳も歳ですから、死んだ後に浮かばれないのは嫌だ、というのならまだ分かりますが、浮かびたくない、のですから、よく分かりません。

何となくピンときて、「さっきから、うかびたくないっておっしゃられていますけど、風呂場で具合が悪くなって、風呂桶に浮かぶのは嫌だってことですか」と聞いてみました。その通りでした。高齢者の中にはこういった不安を抱えている人は少なくありません。

日本全体で見ると、自宅で亡くなる人は、長い間減少し続けてきたのですが、二〇〇五年頃を境に、わずかですが増加傾向に転じました。**表**は、二〇一三年の死亡場所に自宅が占める割合の上位、下位それぞれ一〇都道府県です。地域ごとの差が非常に大きいことが分かります。上位の都道府県の多くは関東または近畿の大都市を抱えている都道府県で、下位の都道府県の多くは、九州、北陸、北海道にありました。

田舎はコミュニティがしっかりしていて、在宅死が多く、逆に都市部では在宅死がかなわない、というわけではなさそうです。

在宅医療が普及したので、自宅死亡が増加した、と考えがちですが、実際はどうなのでしょうか。

在宅死と孤独死

二〇一三年の「人口動態調査」によれば、東京都区部の死亡数は、七万五三三二人、うち自宅で亡くなったのは一万三四六七人でした。二〇一三年の「東京都監察医務院で取り扱った自宅住居で亡くなった単身世帯の者の統計」(東京都区部孤独死統計)によれば、そのうち、東京都監察医務院による検案の対象となった死亡、すなわち、診療を伴わない病死および外因死が七四四〇件、そして独居者の自宅での診療を伴わない病死および外因死、つまり孤独死が四五一五件でした。つまり、死亡場所「自宅」のうち三四%が孤独死だったということになります。

表：自宅死亡割合（2013 年人口動態調査より）

順位	県名	自宅死亡割合(%)	順位	県名	自宅死亡割合(%)
1位	東京	16.7	47位	大分	8.4
2位	兵庫	16.4	46位	北海道	8.7
3位	奈良	16.0	45位	佐賀	8.7
4位	千葉	15.8	44位	宮崎	8.9
5位	神奈川	15.5	43位	鹿児島	9.0
6位	大阪	15.2	42位	福岡	9.1
7位	京都	14.8	41位	富山	9.2
8位	宮城	14.7	40位	長崎	9.2
9位	滋賀	14.5	39位	秋田	9.3
10位	静岡	13.9	38位	石川	9.4

先ほどのデータと東京都の現実を考え合わせると、在宅死が都市部で多い理由の一つが孤独死の増加にあるのではないかという疑念が浮かびます。

過去一〇年間の東京都区部での孤独死数の推移を東京都区部孤独死統計から見てみましょう（**図1**）。二〇〇三年から二〇一三年までの一一年間で、男性の孤独死は一九八五人から三〇九〇人に、女性の孤独死は八七六人から一四二五人に増加しました。特に、六五歳以上の高齢者での増加は顕著で、男性で七九九人から一七四〇人と倍以上、女性で六四二人から一二二九人とこれも倍近くにまで増加しました（**図2**）。この間、全死亡数はここまで増加しなかったので、六五歳以上の全死亡に対して孤独死が占める割合も、男性で、三・二％から五・三％へ、女性で二・七％から三・六％に増加したのです（**図3**）。

孤独死について詳細なデータが公表されているのは東京都区部のみで、他の地域の状況は分からないのですが、全国的に都市部では似たような状況にあると思われます。

孤独死と社会的孤立

それでは、孤独死の増加それ自体が問題なのでしょうか。急

図1：東京都区部孤独死数の推移

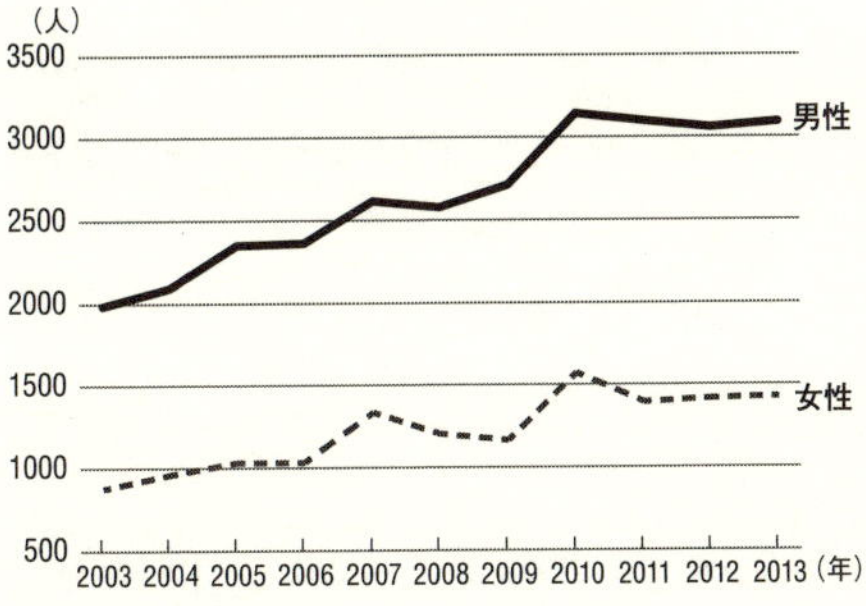

死は少なからずあり、防ぐことはできません。独居を認める限り、孤独死をゼロにすることは不可能です。私は、社会との接点が維持されていれば、自ら独居を選択して生活し、亡くなることを全く否定しませんし、むしろ自立した死として積極的に受け容れたいと思います。問題は、孤独死の増加というよりも、長期間発見されない孤独死の増加にあると思うのです。

二〇一三年の東京都区部孤独死統計によれば、発見から四日以上かかった孤独死は男性五三・六％、女性で三四％でした。この数値から相当数の独居者が、何日間も誰とも口をきかない孤立した生活を送っていたと想像されます。

図 2：東京都区部年齢区分別孤独死数の推移

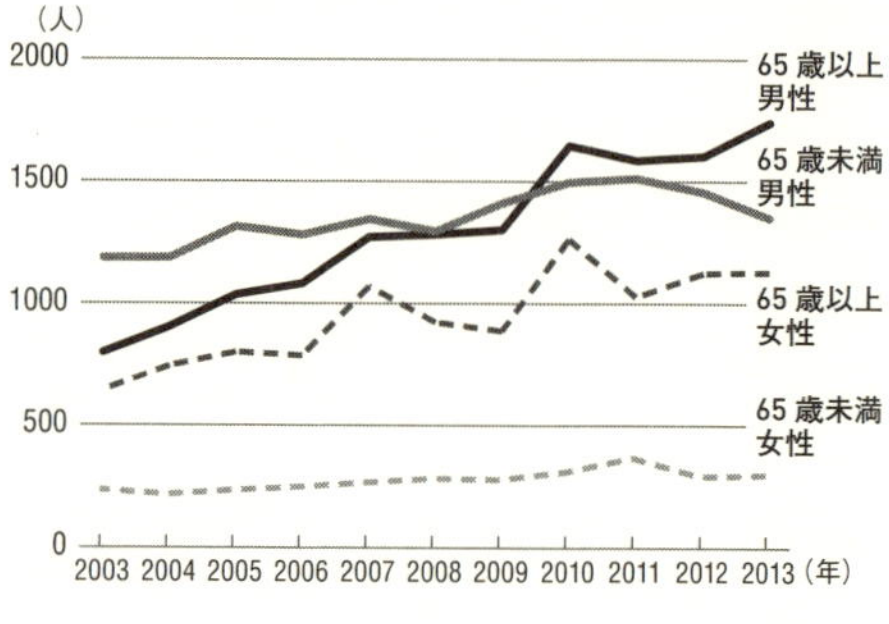

都市部にこういった状況が生まれる背景は、様々な政策と無縁ではないような気がします。高齢者対策として主に行われてきたのは、在宅医療に予算を付けたり、介護施設を作ったり、もしくはサービス付き高齢者向け住宅の建設に補助金を出したり、優遇したりという取り組みです。これも一方では必要でしょう。しかし、これらの取り組みの多くは、そこにたどり着ける人には安心を提供しますが、社会との接点を持てずに孤立した人をいかに減らすのか、という

部分については無力です。

社会福祉協議会は「サロン」といわれる高齢者の集まりを企画しています。私も何度か参加していますが、参加者のほとんどは女性です。男性は二〇名中一〜二名程度です。「サロン」では、参加しない人をどうにもできません。このことと、男性の孤独死が多いこととは無縁ではないでしょう。

社会的包摂

国立社会保障・人口問題研究所の二〇一四年四月推計によれば、全国で高齢者人口に占める独居高齢者の割合が増え続けます。東京都では、二〇一〇年には六五歳以上人口に占める独居者の割合は二四・二％でした。東京都の六五歳以上の独居高齢者数は二〇一〇年の六四万七〇〇〇人から、二〇二五年には八九万人にまで増加します。七五歳以上になると要介護者が増えます。東京都の七五歳以上の独居高齢者数は、二〇一〇年の三三万六〇〇〇人から、二〇二五年には、五六万五〇〇〇人にまで増加します。首都圏は全国で最も介

図３：65 歳以上全死亡に対する孤独死の割合

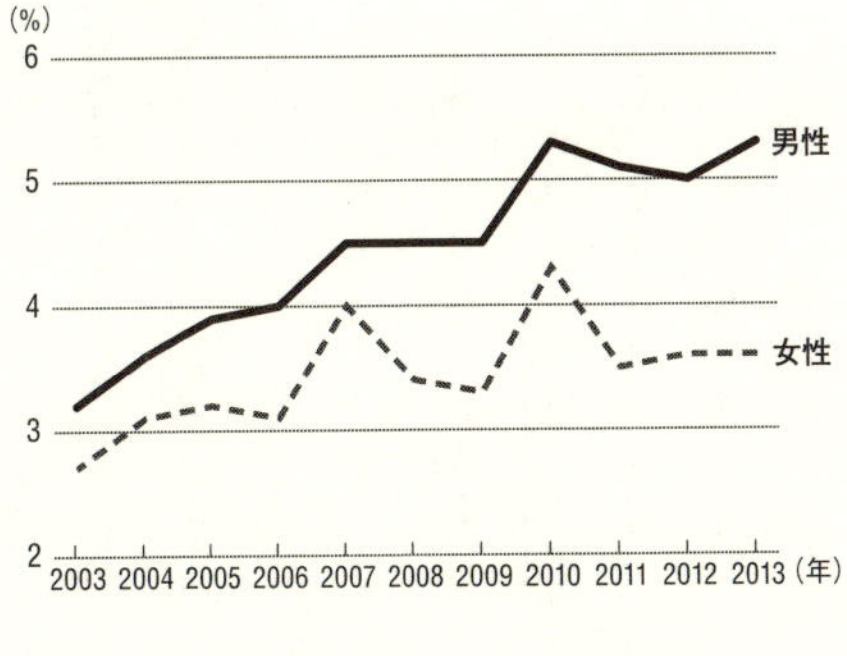

護施設の足りない地域です。現状のままだと長期間発見されない孤独死が大幅に増加します。

私たちの今のサービス体系はともすれば、高齢者を通常の社会から分離することで、安全を確保するという方向に向かいがちです。サービス付き高齢者向け住宅などはその顕著な例でしょう。しかし、その方向だけでは、人は幸せにはなれないのではないでしょうか。今こそ、シャイで自分の殻にこもりがちな人たちを、社会の中に包摂していく仕組みが求められているのではないでしょうか。自立しつつも、何らかの社会活動に参加し、最期の時まで人間関係の中で自分の居場所が確保される。このことが実現できれば、孤独死になっても、比較的短期間で発見されるはずです。難しいことですが、都市ではこれが特に求められていると思います。

はじめの人の話に戻ると、彼女は近所の人に鍵を預け、雨戸が開かなかったら見に来てくれるように頼んでいるそうです。また、毎日、姉妹と電話し合っているということでした。つまり、彼女が亡くなれば二四時間以内に見つかることになりますし、社会との接点は強く密に保たれています。医師として私が彼女に言うべきなのは、そういった状況は幸せで、悲観すべきことではなく、堂々と一人で亡くなるなら、こんなに良いことはないという助言でしょう。

地域での集団による見守りの試み――ららカフェの取り組みから

杉並区地域包括支援センターケア24松ノ木
（社会医療法人河北医療財団河北地域ケア事業部
医療介護生活支援部）
渡邉姿保子（聞き手・熊田梨恵）

熊田　今後高齢者はますます増加し、地域で独居という方も増えていくと思います。孤立し、支援を必要とする高齢者は、自ら支援を要請できないことがよくあります。自分が支援を必要としていることすら理解していないことも多いです。貯金があっても自分でお金を引き出せなくなって生活に困る方が多くいるのに、個人情報保護が壁になって、そういう方がどこにいるのかつかみにくいのが地域の実態だと思います。地域医療学講座ディレクターの小松は、二〇一〇年の初め頃、東京都杉並区の河北家庭医療学センターでケアマネジャーとして働く知人から「積極的待機」と「多段階接触」という言葉を聞いて感心したそうです。何度も訪問して、隙あらば支援を要請させるように持っていくんだそうです。そのために、段階を追って本人に接触して、だんだん親しくなっていくそうです。杉並区では二〇一〇年の高齢者所在不明問題の後、高齢者への訪問活動が始まり、ソーシャルワーカーの活動がだいぶ楽になったと聞きました。渡邉さんもソーシャルワーカーとして活動しておられますが、いかがでしょうか。

渡邉　杉並区の取り組みは、申請を待つだけでなくこちらから出向き、地域の中で日常的に相談できる関係を作って、支援のニーズを把握しようというものです。介護保険サービスを受けていない区内在住の七五歳以上の高齢者を訪問する「安心おたっしゃ訪問」という制度で、区から私が所属する地域包括支援センターに活動を委託されています。これにより、対象者を必要な支援につないだり、継続して状況を把握したりすることができ、活動しやすくなりました。

熊田　積極的待機と多段階接触は、一対一の関係ですが、これを多数対多数で行おうと取り組んでいらっしゃるとうかがいました。

渡邉　私たちは地域の方々と一緒に「ららカフェ」というコミュニティカフェを作りました。杉並区には配食サービスや登録ボランティアによる見守りの制度があります。民間でも、見守り機能のある機器やサービスが作られ、個人的に活用する人が増えています。一方で、地域の近所付き合いは減り、町会や敬老会の組織率は年々低下しています。そこで互助の力を見直そうという動きが出てきました。私たちは、自助、互助、共助、公助のすべてが活発に機能することが必要だと考えています。ららカフェはその取り組みの一つです。

熊田　今は色々な地域にコミュニティカフェが出来ています。ららカフェの特徴は何でしょうか。

渡邉　地域の中での役割や地域との関係が再構築されるという側面です。行政の見守りサービスは行政が内容を決め、市民にその決められた内容を委託する一方向的なものです。カフェの場合は、市民が地域づくりの主体として自ら運営し、内容を工夫します。地域は人材の宝庫で、団塊世代には会社勤めを終えた企業の各部門のプロ、料理上手な主婦、クリエイティブな自営業、研究者など様々な方がおられますが、点在しているのです。その皆さんがカフェをきっかけにして出会い、お互いを尊重しながら「したいこと」や「できること」を率直に語り合います。その中でノルディックウォークやコーラスなどの活動が始まりました。カフェ運営に関わる中で自分の役割を見出し、生活に活気を取り戻される方がいます。退職後役割がなく家に閉じこもりがちだった方が、出版の経験を活かしてチラシ作りに関わり、見違えるように生き生きとなられたりしました。高齢だからといって、皆が人に世話されることばかり望んでいるわけではありません。それよりも、仲間と健康に楽しく生活したい、社会貢献したい、社会の認知を得たいという意欲のある方が多いです。地域に暮らす人間同士の対等な関係から生まれるやりがいや楽しさという求心力が、特徴だと思っています。

熊田　なるほど、カフェの中で新しい役割を見出して活動している人たち、その魅力がさらに人を集めるのですね。渡邉さんが中心になって作られたのですか。

渡邉　立ち上げはノウハウのあるＮＰＯ法人や地域包括支援センターが中心的な役割を担いましたが、地域住民が責任を持って運営することを目標とし、今ではそうなっています。運営会議メンバーとして近隣の民生委員や町会、商店会、見守りボランティア、介護従事者、行政、医師、老人クラブなど様々な方に声をかけて始めました。

熊田 そのカフェが、どんな風に高齢者の見守りを行うのですか。

渡邉 見守りの役割を初めからめざしていたというわけではなく、活動の中でその機能も持っていることに気づいたと言えます。一つは、カフェ運営に関わるメンバー同士が、お互いの事情や考えを理解し合い、支援する側になったり、時には仲間の助けも借りたりして、「ケアし合う関係」が築かれました。二つ目に、メンバーの中から、いざという時地域で助け合えるよう、参加者の名前や連絡先を知らせ合おうという声が上がりました。活動を通して地域の人々に対するメンバーの関心が高まり、関わり合いの模索が始まっています。三つ目は、認知機能の低下や社会とのつながりが薄くなっているなど、専門職の対応が必要だと思われる方については、毎月一度開催されるボランティアグループ運営会議で、地域包括支援センターに紹介されます。多くの高齢者は、いざ支援が必要な時に声を上げることができません。周りの人が「今、支援が必要だ」と気づき、動くことでソーシャルワーカーにつながります。

熊田 なるほど。でも、あまり干渉されたくない人もいるんじゃないでしょうか。

渡邉 区別して考えることが必要だと思っています。社会から孤立しているために、要介護状態でありながら、サービスを受けられていない人たちは、消費者被害にも遭いやすく、専門職の介入が必要です。一方で、ららカフェに来られる方々は、カフェで人間関係が出来るので、何かあったら私たちやサービスにつながりやすいですし、活動に参加して積極的に生活を楽しむことができます。地域で一人で生活するとしても、いざという時のつながりがあるのかないのか、それを見極める機会の一つとして、カフェ活動が機能することが分かりました。

熊田　高齢者に向けた積極的待機と多段階接触という見守り方があり、カフェを作ることによって多数対多数でそれを行えることが分かりました。

第八章　貧困と健康

日本で格差が拡大し、非正規労働者、子どもの貧困が問題化しています。一定期間内での、死亡率、新規要介護認定率が、富裕層より、貧困層で有意に高いことが知られています。貧困層のうつ状態の割合は、富裕層の五倍に達します。一方で、貧困層の拡大により医療費の自己負担部分を払えない人が目立つようになりました。館山市の安房地域医療センターでは、生計困難者が医療を受けやすくするために、二〇一二年十一月より無料・低額診療を開始しました。すべての事例で医療ソーシャル・ワーカーが聞き取り調査を実施しています。相談者の多くは、経済問題に留まらず、複数の問題を抱えていましたが、適切な支援制度にアクセスできていませんでした。医療ソーシャル・ワーカーが関わることで、様々な支援の端緒となりました。

小松秀樹

非正規労働者と社会保険

医師・NPOソシノフ運営会員　小松秀樹

日本では、生活保護一歩手前の生計困難者が、苦しい生活を強いられています。千葉県の房総半島南端、鴨川市の亀田総合病院と館山市の安房地域医療センターで、それまで勤務していた虎の門病院との違いに驚いたことがあります。自己負担分のお金が用意できないので、入院できないという患者が珍しくなかったのです。

高価な薬剤も嫌われました。前立腺がんに対する男性ホルモンを抑制するための三カ月に一回の注射は、六万円以上する高価な薬剤です。自己負担一割でも六千円を超えます。房総半島では、自己負担分が支払えず、注射を拒否する患者が稀ではありませんでした。

国民健康保険は被用者保険に入れない人の受け皿です。国民健康保険の被保険者は、保険料に加えて、受けた医療に対する自己負担分を支払わなければなりません。しかし、生活保護受給が決定すると、国民健康保険から脱退し、医療扶助を受けることになります。保険料も自己負担もなくなります。

二〇一五年度の国民健康保険被保険者三五五〇万人の二〇一四年の平均世帯所得は一四〇万円、保険料は平均一四万二千円でした。国民健康保険被保険者の収入はバブル崩壊後大きく減少しました。一九九三年度の被保険者の前年の平均世帯所得は二四〇万円でした。二二年間で四二％も減少したことになります。この比較には注意が必要です。二〇〇八年四月一日、後期高齢者医療制度の施行に伴い、七五歳以上の高齢者が国民健康保険から外れました。後期高齢者は所得が低いので、七五歳以上の高齢者を除けば、一九九三年の被保険者世帯の平均所得はもっと大きかったはずであり、二二年間の所得の減少幅はもっと大きいはずです。

労働者派遣法の規制緩和で、派遣社員や非正規労働者が増えました。企業にとって、給与を低く抑えられることに加えて、雇用保険料、健康保険料、年金保険料の負担を免れることができるからです。二〇一五年度、日本の全企業の中で法人税を払ったのは三二％だけでした（国税庁統計年報）。企業にとって、法人税に比べて、社会保険料負担がはるかに大きいので、企業は非正規雇用を増やそうとします。しかし、国際的に比較すると、日本の企業の社会保険料負担は決して大きいものではありません（香取照幸『教養としての社会保障』）。

今や、非正規労働者は全雇用者の三分の一を超えます。総務省の労働力調査によれば、二〇一七年四月から六月の役員を除く雇用者は五四四一万人でしたが、その三七％、二〇一八万人が非正規雇用でした。正規労働者の給与は勤続年数に従って増えていきますが、非正規労働者の給与は増えません（平成二一年度年次経済財政報告）。二〇一六年一月二〇日の毎日新聞によると、非正規労働者の七割が年収二〇〇万円に届かないことが、連合などのアンケートで分かりました。

非正規雇用の増加は、少子化をさらに促進します。そもそも、非正規雇用だと結婚しづらくなります。三五〜三九歳の大卒男性の未婚率は、正規雇用者だと二五・三％なのに対し、派遣・契約社員は六七・二％、パート・アルバイトは八五・八％でした（週刊東洋経済二〇一六年五月一四日）。実際の子どもの数についても、男女とも正規雇用の場合は一・九〇人、男性正規、女性非正規で一・七九人、男性非正規、女性正規の場合には一・〇九人、男女とも非正規で一・三六人でした（平成二四年版労働経済白書）。中間層から非正規雇用に人が移動し続けると、人口減少が促進され、経済も縮小します。企業は労働力を食いつぶしながら、内部留保を増やしています。

被用者保険では健康保険料、年金保険料を、雇用主が五〇％負担します。しかし、非正規労働者は被用者保険に加入できず、国民健康保険、国民年金に加入することが多くなります。雇用主の負担がない分、保険料が重くなります。給与が少ない上に、失業保険にも入れてもらえないことが多く、医療保険や年金でも正規労働者より不利な扱いを受けています。

先に述べた国民健康保険被保険者の世帯あたりの平均所得一四〇万円が給与所得だと仮定すると、給与所得控除を含めて年収は二二六万円です。男性の非正規労働者の平均年収二二二万円（※1）に近い金額になります。単身世帯だとすると、二二六万円の収入で、国民健康保険料一四万二千円（地域によって若干異なります）、国民年金保険料一九万八千円、合計三四万円を支払わなければなりません。所得税、住民税が合わせて約一〇万円であり、社会保険料が税の三倍以上になります。収入から見ると重い負担です。

私は、本章で扱われている無料低額診療の事例カンファレンスに参加していました。このカンファレンスの経験から、生活保護を受給していない貧困層の中に、無理して保険料を納めているにもかかわらず、自己負担分が払えないために、医療を受けていない人たちが相当数存在すると推測されました。

日本の最大の問題を少子化だとする意見をよく見かけます。しかし、私は、日本の問題を議論するキーワードは、「少子化」より「貧困」が適切ではないかと思います。「貧困」が解決できれば、「少子化」の解決はより容易になります。「貧困」の解決なしに「少子化」は解決できないでしょう。

少子化の解決には時間がかかります。人口動態統計によると、私が生まれた一九四九年、一三二万人の女性が生まれました。三一年前の一九八六年生まれの女性は六七万二千人でした。その三〇年後、二〇一六年に生まれた女児の数は、四七万五千人でした。この女児たちが、二〇四六年頃に母親になります。世代を追うごとに女性の数が減少しています。出生率を増やせたとしても、出生数が増えるまでには何世代もかかります。少子化対策は長期的課題ですが、貧困対策は短期・中期的課題です。

生活保護受給者も、バブル崩壊後増え続けています。被保護者調査（厚生労働省）によれば、生活保護受給者数は一九五五年度の一九三万人から経済成長と共に減少傾向が続き、一九九五年度には八八万人にまで減少しました。以後、増加に転じ、二〇一五年度には過去最高の二一六万人に達しました。日本に居住する人の一・七％が生活保護受給者です。高齢世帯の割合が多いのですが、働ける年齢層と考えられる「その他の世帯」が、一九九六年度の四万一千世帯を最低に、二〇一三年度には二八万八千世帯に増え、以後、横ばいになっています。非正規労働者が若年層に多いためだと思われます。蓄えがなくて、支える人がいなければ、非正規労働者はちょっとした病気や事故でも乗り越えられません。

日本で格差が拡大していることが、金融資産の調査結果から分かります。金融広報中央委員会によれば、金融資産を保有しない世帯がバブル崩壊後、一九九五年の七・九％を最低に上昇に転じ、二〇一六年には三〇・九％まで増加しました。一方で、三〇〇〇万円以上の金融資産を所有する世帯も、一九九五年の八・四％から二〇一六年には一四・八％に増加しました。

香取照幸は、『教養としての社会保障』で、「日本経済が潰れない限り年金は潰れない、もっと言えば、年金を潰さないためには日本経済の破綻を回避しなければならないということです」と年金について多少楽観的に表現しています。厚生労働省幹部だった立場上、こうしか書けなかったのだと思います。香取が提示したデータからは、事態をもっと深刻に考えていると想像されます。非正規雇用が長くなると、国民年金の不足を補うほどの蓄えを残すことは不可能です。年金は制度としては潰れませんが、セイフティネットとしてのカバー範囲が小さくなり、生活保護に頼る部分が大きくなっています。

貯蓄のない非正規労働者の老後の生活はどうなるでしょうか。国民年金の八〇万円だけでは生活できません。生涯、非正規雇用から抜け出せないとすれば、老後、生活保護を受給せざるをえなくなります。国民年金の給付を受けると、その分、生活保護費から差し引かれます。苦しい中から無理をして年金保険料を支払っても、保護費から差し引かれるとすれば、年金保険料を支払わずに当座の生活費に回す方が、生涯の可処分所得総額は多くなります。当事者たちは、支払わないことに経済合理性があると考えるかもしれません。

※1　http://www.nenshuu.net/sonota/contents/seiki.php

子どもの貧困

医師・NPOソシノフ運営会員　小松秀樹

社会保障財源が逼迫する中で、生活保護一歩手前の生計困難者は、社会の支援の外に押しやられがちです。二〇一四年九月、千葉県銚子市の県営住宅に住む母子家庭で、母親が無理心中を図って、一三歳の中学生の娘の首を絞めて殺すという悲惨な事件がありました。以下、二〇一五年六月一二日の朝日新聞デジタルから引用します。

給食センターでパートとして働き、児童扶養手当などを合わせても、月の収入はおおむね11万～14万円。時期によって極端に少ない月もあった。2012年途中から家賃を滞納。可純さんの中学入学の準備のため、13年2月ごろヤミ金に手を出した。可純さんにはバレーボール部のジャージーやシューズ、アイドルのグッズなどを買ってあげた。強制執行日の昨年9月24日朝、同じ布団で寝ていた可純さんの首を、はちまきで絞めた。数日前にあった体育祭で可純さんがしていたものだった。地裁支部の執行官らが室内に入ったとき、被告は可純さんの頭をなでながら、体育祭で活躍する可純さんの映像を見ていた。

この事件は、犯罪として処理されましたが、基本的には福祉の問題です。県住宅課は母子の生活の困窮を知る立場にありました。利用可能な支援制度について積極的に情報提供をしなかったばかりか、司法を利用して追い出そうとしました。母親は、銚子市役所の社会福祉課には一度相談に訪れましたが、その後相談はなかったとのことです。日本の役所の福祉の窓口は、申請主義を盾に、しばしば弱者に冷淡です。

貧困の自己責任論は、今も根強く残存しています。私は、厚生労働省のある本省課長（医系技官）に、無料低額診療を実施した体験をもとに、以下のような感想を送ったことがあります。

一　税金や保険料を滞納している人たちに対し、市町村行政がひどく冷たい。
二　親の介護のために、子が離職してさらに貧困になった家庭があった。
三　病気、介護、家庭内不和、離婚、多重債務など複数の要因が重なった事例が多い。
四　胃穿孔で入院し、手術した患者（その日は眠ったままで人工呼吸器につながっていた）の生活保護の申請がこの日にさかのぼれず、病院に治療費が押し付けられた事例があった。この地域の行政は財源不足でかなりつらい。※筆者注
五　ソーシャルワーカーのモチベーションが高い。

六　仕方のない話だが、生計困難者には言動に問題があったり、約束が守れなかったりなど、個人的問題のある人が目立つ。

※生活保護費は四分の三が国、四分の一が自治体負担です。自治体負担分も地方交付税でまかなわれるので、基本的に自治体負担にはならないはずですが、窓口の職員が生活保護を認めようとしない自治体が少なくありません。

課長は学生時代貧困地域で活動したことがありました。「ドヤ街の患者さんには、清く正しく美しいけれど薄幸という人はあまりおらず、困窮するにはそれなりの理由がある場合が多いと感じておりました」「市町村行政が滞納者に冷たいのも、制度上そうなっているというよりも、実直が命である役場の職員が正反対の生き方をしておられる方々を心理的に許容できないことのほうが大きな理由ではないかと思います」と返答してきました。支援を必要とする人が、しばしば、約束を守れず律儀でないのは、よく分かっている事実です。しかし、これは道徳の問題ではありません。生計困難者には、対人関係を構築するのが難しい人や、知的障害ギリギリの人、社会に絶望して自暴自棄になっている人が含まれています。「心理的に許容できない」など許されることではありません。これを認めると、生計困難者の支援制度は成り立ちません。

この厚生労働省の課長に、貧困を蔑視する日本の通俗道徳（あとがき参照）の考え方が残っていたのだと思います。福祉を担当する官庁の幹部として、社会と思想についての知的訓練が不足しています。これは、医系技官の致命的欠陥を示すものであり、日本の医学教育の欠陥を示すものでもあります。

現在の日本では、母子家庭より、高齢者への支援が優先されています。二〇一四年度の後期高齢者医療制度の総医療費は患者負担を含めて一四兆五千億円でした。一方で二〇一四年度の文教予算は五兆四〇〇〇億円に過ぎません。七五歳以上の高齢者の医療費に、研究費を含む全文教予算の二・七倍の金がつぎ込まれています。日本の教育への公的支出の対GDP比は、先進国の中で最低です。しかも、子どもの貧困率は高く、二〇一二年には一六・三％に達しました。二〇一五年には一三・九％に減少しましたが、大人が一人だけの子どもがいる世帯の貧困率は五〇・八％と極めて高い状況が続いています。子どもの貧困は、教育格差を生み、将来の経済格差を生みます。貧困が世代間で継承されることになります。子どもは将来に希望が持てなくなり、それが日常の行動にも大きく影を落とします。社会を暗くします。

香取照幸が『教養としての社会保障』（東洋経済）で提示した資料の中に、驚くべきグラフがありました。ＯＥＣＤ諸国の一七歳以下の子どもの貧困率を、当初所得（再分配前）と可処分所得（再分配後）で比較したものです（OECD Factbook 2009）。日本だけが、再分配前に比べて、再分配後の方が、貧困率が高くなっていました。日本では少なくとも、一七歳以下の子どもにとって社会保障が本来の目的と逆に機能している可能性があるのです。

社会経済的要因による健康格差

千葉大学予防医学センター教授
国立長寿医療研究センター老年学・社会
科学研究センター老年学評価研究部長併任
近藤克則

経済学、社会学など様々な角度から我が国の格差や貧困層の拡大が指摘されてきました。しかし、その中で抜け落ちていたのが、社会経済的階層間における「健康格差」です。

要介護の新規認定は低所得者に多い

要介護者の増加は、世界一の超高齢社会日本だけの問題ではありません。将来の世界共通の社会的・政治的大問題です。解決方法を考えるには、要介護状態になる原因や危険因子をどのように捉えるのかが重要です。

要介護状態の原因疾患として一番多いのは脳卒中です。危険因子として高血圧があります。このため、全国の介護予防教室や健康教室では高血圧予防のための減塩や禁煙が熱心に指導されてきました。しかし、このような取り組みは、期待したほどうまくいかないことが分かってきました。心理的、社会的な背景に対する配慮が抜け落ちていたからです。

愛知県にある五つの保険者で、要介護認定を受けていない六五歳以上の二万八一六二人を二〇〇三年一一月から二〇〇七年一〇月までの四年間追跡調査しました（※1）。介護保険料は、所得に応じて決まります。介護保険料で所得を五段階に分け、四年間の死亡と要介護認定の発生割合を比べたのが**図1**です。男性の最高所得層と最低所得層との間に、死亡率では約三倍、調査期間中の要介護の新規認定では約二・五倍の差がありました。女性では死亡率、要介護の新規認定ともに約二倍の差が見られました。

所得は身体的健康だけでなくうつの有無など精神的健康にも影響します。うつは自殺の原因となります。また、虚血性心疾患

図1：所得段階別死亡・要介護認定割合（年齢調整済）

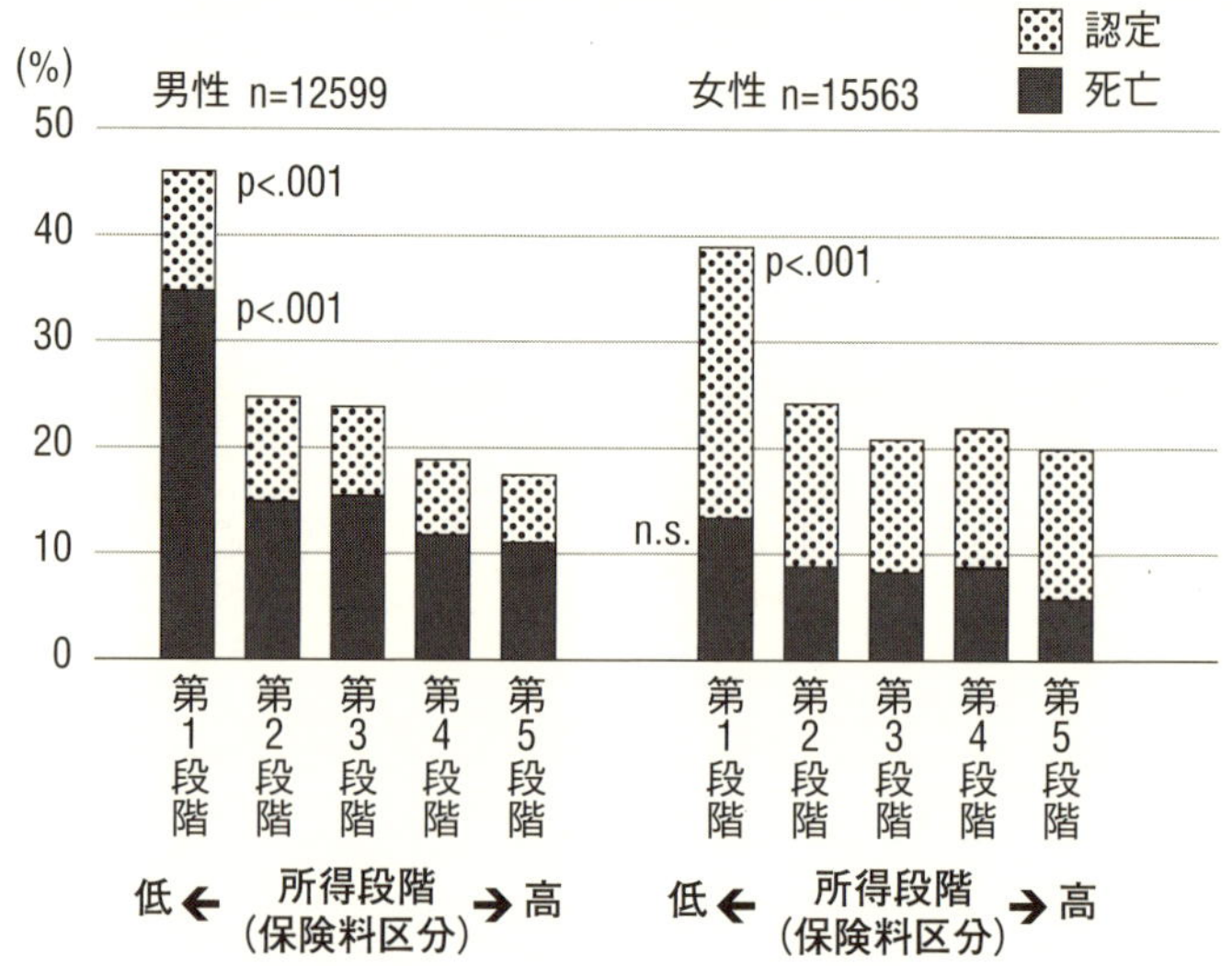

など身体疾患の危険因子、予後不良因子でもあります。高齢者の所得階層別のうつ状態の割合を示したものが**図2**です（※2）。三県一五自治体の高齢者（要介護認定を受けていない六五歳以上高齢者から無作為抽出または悉皆《しっかい》サンプル）を対象に、二〇〇三年に実施したAGES（愛知県老年学的評価研究）データを分析に用いました。縦軸がうつ状態に該当した人の割合、横軸が所得段階です。すべての年齢層で、所得が少ないほどうつ状態の割合が高くなっていました。すべての年齢層をまとめて集計すると、最高所得層の三・七％に対し、最低所得層では一七・二％と約五倍の差がありました。

日本は「健康格差社会」であることがお分かりいただけたと思います。データは示

図2：65歳以上の高齢者の所得とうつ状態

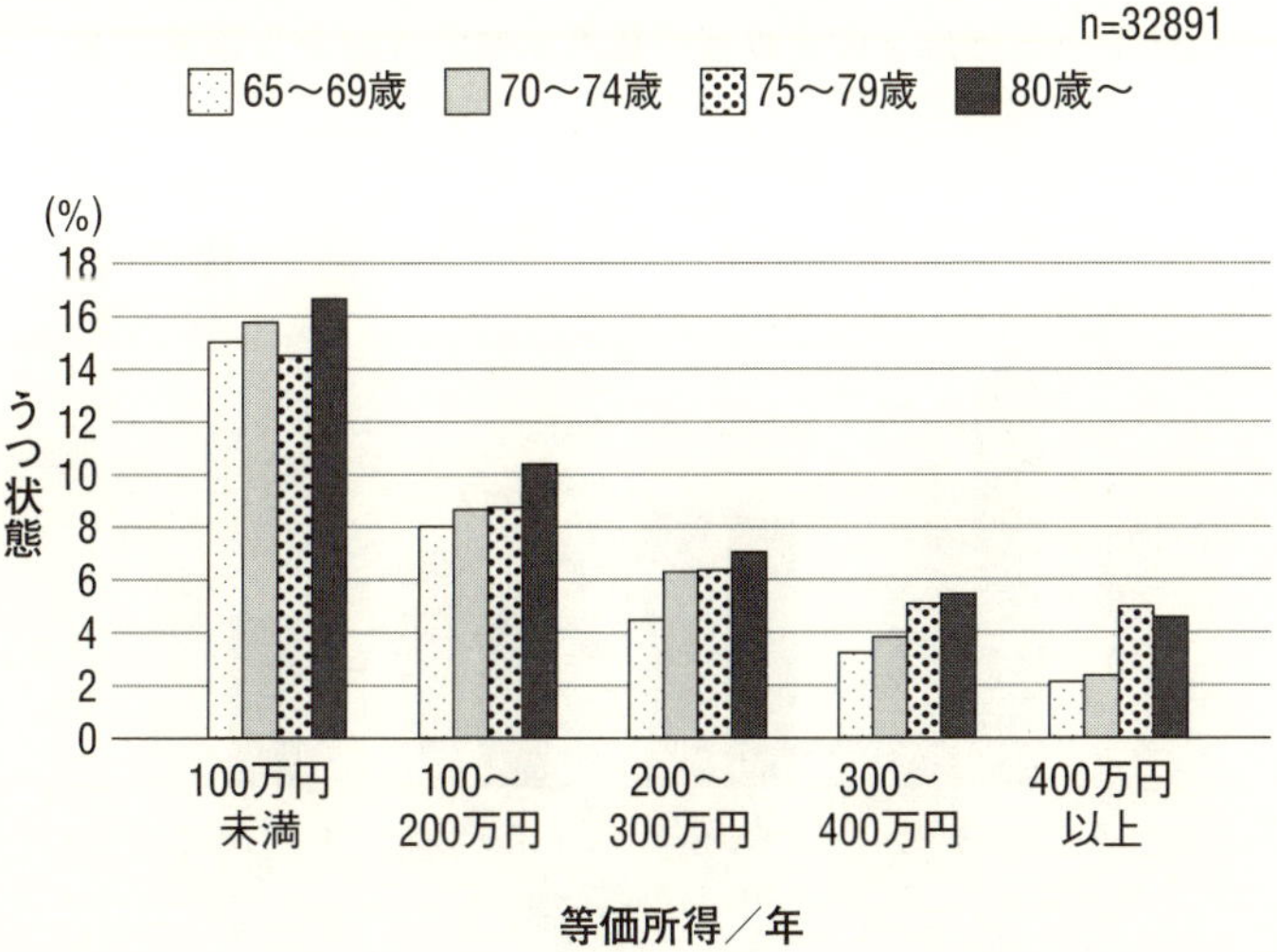

しませんが、心臓病、がん、外傷、アルコール依存症、自殺なども、社会経済状態が低い層で多いことが分かっています。

健康格差が見られる理由

なぜ「健康格差」が見られるのでしょうか。理由は複合的です。社会的階層が低いほど、「心理的ストレス」を抱える人が多くなります。こうした人たちは、人間関係が乏しく、支えてくれる人もなく、うつ状態で生きる希望を失いがちです。このような人たちが一〇年後の健康のために生活習慣を変えようと思えるでしょうか。実際に調べると、社会的階層の低い人ほど、運動習慣が少なく、喫煙者が多いのです。

禁煙や減塩などの行動変容が難しいことも

図3：65歳以上の高齢者の教育年数別健診未受診者割合
（年齢調整済）

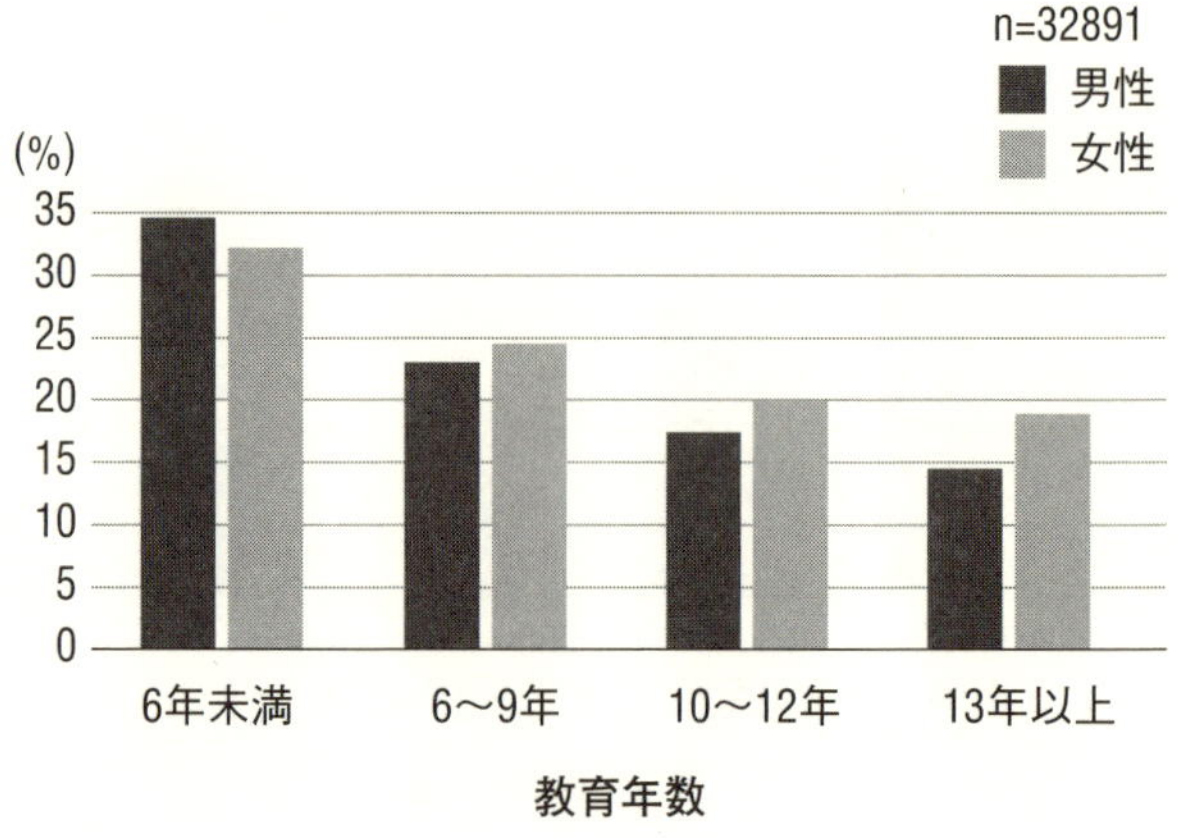

分かってきました。一部で、減塩指導などの健康教育に効果があるとした無作為比較試験の報告があります。しかし、一般の人に対する健康教育の長期的効果については、体系的に研究を集めたシステマティック・レビューで否定されています。

自覚症状がない段階で病気を早期発見、早期治療するために健診があります。健診の受診と教育年数との関係を**図3**に示します（※3）。これも二〇〇三年のAGESデータを分析に用いました。男性では、教育年数一三年以上群の未受診率一四・五％に対し、六年未満群では三四・六％と未受診率が二倍以上でした。

病気が発症した後も、医療費の自己負担が増えると貧しい人たちの受診が抑制されることが分かっています。

社会経済因子がどのように健康に影響するかをまとめたのが**図4**です。多くの経路があることが実証されています。

WHO「健康の社会的決定要因」委員会の勧告

二〇一二年の「健康日本21（第二次）」では「健康格差の縮小」が目標に掲げられました。背景にはWHOの総会決議があります。その元になった「健康の社会的決定要因」に関する委員会の最終報告書では三つの勧告がなされています。

第一の勧告は、人々の生活環境や生活条件の改善です。従来の生活習慣へのアプローチだけでは不十分であることが分かってきたからです。「社会環境の改善」は「健康日本21（第二次）」でも謳われました。

第二の勧告は、富や権力の不平等の改善です。これらを放置したまま健康格差だけが縮小するとは考えられていません。社会保障の所得再分配機能を強化する政策などが必要です。

第三の勧告は、健康格差の「見える化」と、それを縮小するための行動を起こしてそのインパクトを評価することです。

医療専門職には、身体的な側面だけでなく、患者や家族が抱えている心理的社会的な困難にも目を配ることが求められています。その

図4：社会経済因子から健康に至る経路のモデル

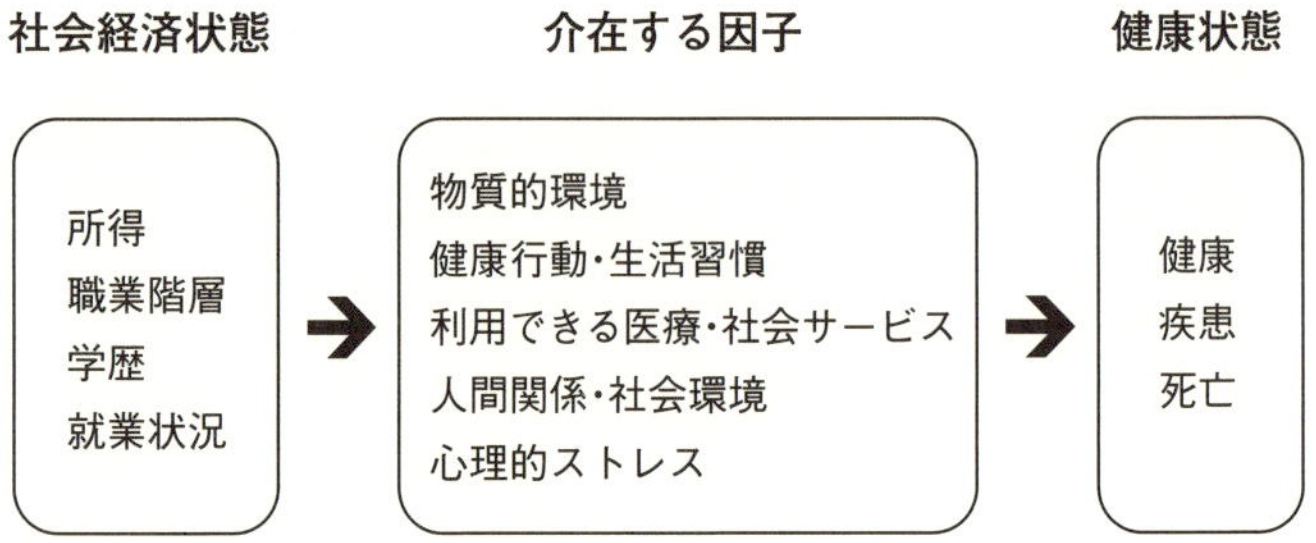

際用いることができる心理的な方法として、例えば、認知行動療法があります。強いストレスを受けると、ものの考え方や受け取り方が歪んで悲観的になり、適切に行動できなくなります。認知行動療法は、患者の考え方が、より現実的でバランスの取れたものになるよう働きかけるもので効果が実証されています。

他にも様々な方法が考えられます。社会的な方法としては、患者会や家族会、医療ボランティアなど、患者や家族を支える人間関係を構築することがあります。健康保険や介護保険、様々な福祉制度を利用して費用の心配をせずに医療・介護サービスを受けられるように支援したり、従来以上に「国民の健康を守る」社会保障制度の拡充を世論や政策担当者に訴えることもできます。さらに、難しいことですが、様々な取り組みの健康格差縮小への効果を定量的に評価することも、医療専門職に期待されています。

※1　Hirai H, KondoK and Kawachi I: Social determinants of active aging: Differences in mortality and the loss of healthy life between different income levels among older Japanese in the AGES Cohort Study. Current Gerontology and Geriatrics Research, 2012, Article ID 701583, 9. により詳細な分析報告あり

※2　吉井清子，近藤克則，平井寛，松田亮三，斎藤嘉孝，「健康の不平等」研究会：高齢者の心身健康の社会経済格差と地域格差の実態．公衆衛生，69, 145-148, 2005.

※3 松田亮三，平井寛，近藤克則，斎藤嘉孝，「健康の不平等」研究会：高齢者の保健行動と転倒歴―社会経済的地位との相関．公衆衛生，69, 231-235, 2005.

無料低額診療規定

NPOソシノフ代表理事　小松俊平

社会福祉法人太陽会が千葉県館山市で開設している安房地域医療センターでは、二〇一二年一一月以降、無料低額診療を実施しています。無料低額診療は社会福祉法に基づく制度であり、生計困難者が必要な医療を受ける機会を制限されないよう、社会福祉事業として医療を公定価格より安く提供するものです。医療を公定価格より安く提供することは、療養担当規則により禁じられていますが、無料低額診療として適正に実施する場合は、これに違反しません。

背景

安房地域医療センターで無料低額診療を開始したきっかけは、地方の貧困化です。これまで地方の雇用は、公共事業と工場が支えてきました。公共事業は、財政悪化で大幅に削減されました。工場での雇用も、技術革新による省力化と生産拠点の海外移転によって減少しています。館山市では二〇一二年、二つの大きな半導体工場の閉鎖が決まりました。特に厳しい状況に置かれているのが、国民健康保険加入世帯です。国保実態調査によれば、二〇一二年度の国保加入世帯の前年の平均所得は一四一万六〇〇〇円、平均保険料は一四万三〇〇〇円でした。社会保障推進千葉県協議会の報告によれば、二〇一二年の館山市の総世帯に占める国保加入世帯の割合は四四・八%、国保加入世帯に占める前年度滞納世帯の割合は二七・四%でした。安房地域医療センターでは、重篤な症状で救急搬送されたものの保険証がなく帰ろうとする患者や、自己負担分のお金がなく入院できないという患者が珍しくありません。そのような人たちに「お金のことは相談に乗るので、病気を我慢しないで治療しませんか」と言えるようにしたい。これが無料低額診療導入の理由でした。

規定の設計

社会福祉法は各事業者の創意工夫と自主性を重んじており、無料低額診療の具体的な実施方法の多くは、各事業者の裁量に委ねられています。各事業者は、この裁量を活かし、社会保障の狭間で医療にアクセスできなくなった人たちを、効果的に救済することが求められています。安房地域医療センターでは、「安房地域医療センター無料低額診療規定」という院内規定で無料低額診療の基本的な運用方針を定めました。条文に沿って考え方を説明していきます。

［趣旨］
第1条　この規定は、安房地域医療センター（本院）が、社会福祉法2条3項9号の「生計困難者のために、無料又は低額な料金で診療を行う事業」（無料低額診療）を実施するために必要な事項を定めるものである。

一条は、規定の趣旨を述べています。

［原則］
第2条　無料低額診療は、以下の制約の中で最大の成果を挙げるように実施されなければならない。
⑴　本院の存続が脅かされないこと。⑵本院の急性期病院としての機能が損なわれないこと。⑶モラル・ハザードを起こさないこと。

二条は、四つの原則を示しています。

第一は、病院の存続が脅かされないことです。無料低額診療患者の割合が一定以上の場合、固定資産税非課税とする措置がありますが、公的医療を担うべきとされる病院の多くは、もともと固定資産税非課税です。安房地域医療センターも、以前から固定資産税の減免措置を受けてきました。無料低額診療の費用は病院の持ち出しです。無料低額診療によって病院が潰れてしまえば元も子もありません。病院の負担が過大にならないように、滞納世帯に対する保険給付や生活保護のあり方について、自治体とよく協議するなど、運用に工夫が求められます。

第二は、急性期病院としての機能が損なわれないことです。無料低額診療によって、急性期の治療が終了しても患者が病院に留まることになってしまうと、新たに緊急入院を受け入れられなくなるなど、急性期病院としての機能が損なわれる事態が生じかねません。この点についても工夫が必要です。

第三は、モラルハザードを起こさないことです。これは社会保障の根本に付きまとう問題です。負担する費用の多寡とサービス水準の逆転を許せば、働く意欲が削がれます。ごね得を許せば、ごね得がはびこります。無料低額診療が市民の行動を歪めないよう、注意しなければなりません。

第四は、このような制約の中で最大の成果を上げるように、改善を続けることです。

〔対象〕

第3条　無料低額診療は、以下の者であって、診療が必要であるにもかかわらず自らの負担による診療費の支払いが困難と認められる者を対象とする。

(1)生活保護を受けている者　(2)住民税非課税世帯の者　(3)その他の生計困難者

三条は、対象について定めています。ケースごとに「診療が必要であるにもかかわらず自らの負担による診療費の支払いが困難」かどうかを判断しています。

［料金］

第4条　無料低額診療は、健康保険法76条2項の規定により算定された額および同法85条2項に規定する基準により算定された費用の額の合計額の10分の1に相当する金額を患者の負担金額から差し引いた料金（10分の1に相当する金額が患者の負担金額以上であるときは無料）により行う。このほか、患者の診療のために必要と認められるサービスに要する費用を減免することができる。

2　患者の診療のために特に必要と認められるときは、10分の1に相当する金額を超える金額を患者の負担金額から差し引いた料金により行うことができる。

四条は、料金について定めています。保険診療を前提に、療養の給付に要する費用と入院時食事療養費の合計額の一〇％を、患者の負担金額から割り引くことを原則にしています。

［申請と承認］

第5条　無料低額診療により負担金の減免を受けようとする者は、医療ソーシャル・ワーカー（MSW）と相談のうえ、別に定める様式の申請書に必要書類を添付して申請を行い、院長の承認を受けなければならない。

2　相談を受けたMSWは、必要に応じて申請を支援し、別に定める様式の調査書を作成する。

3　申請を受けた院長は、申請書、調査書、その他の添付書類を審査して、承認するか否かおよび承認するときは減免内容を決定する。

4　虚偽の申請を行った者は、詐欺罪の刑事責任および減免された費用を返還する民事責任を問われることがある。

五条は、申請と承認について定めています。申請は、医療ソーシャルワーカーとの相談を経て行われます。申請に至らなかったケースも含めて全例をカンファレンスで議論しています。

［終了］

第6条　無料低額診療による減免は、入院診療については退院許可により終了する。ただし、やむを得ない事情があると認められるときは、3日以内の期限を定めて延長することができる。

2　無料低額診療による減免は、外来診療については承認後6か月の経過により終了する。

3　無料低額診療による減免は、このほか、新規の承認を停止してもなお本院の存続が脅かされるような状況になったときにも終了させることができる。

六条は、無料低額診療による減免の終了について定めています。入院の場合は原則として退院許可で終了、外来の場合は六カ月で見直します。無料低額診療は、緊急避難的措置であり、公定価格より安く医療を受ける権利を与えるものではないということを、患者に理解してもらう必要があります。

［停止］

第７条　無料低額診療による減免の効力は、対象者が生活保護を申請するときは、停止することができる。

七条は、館山市に隣接する南房総市の社会福祉課が、生活保護法四条が規定する保護の補足性を理由に、安房地域医療センターで無料低額診療を適用した患者については、生活保護を行わないとしたことから追加されました。このような運用を許せば、民間の貧困救済活動は不可能になります。議論は紛糾しましたが、最終的にはこれまで通り、生活保護の相談を受け付けてもらえることになりました。

支援の端緒としての無料低額診療

安房地域医療センターにおける二〇一三年度の取扱患者総延数は一六万六四二七人日、うち生活保護患者を含めた無料低額診療患者数は四六一三人日、うち病院の負担による減免患者数は三三九人日でした。無料低額診療を実施して、相談した人の多くが、経済的問題に留まらず、複数の問題を抱えていることが分かりました。しかも、多くが適切な制度にアクセスできていませんでした。こうした中で、無料低額診療の導入により、病院として経済的問題に対応する態度を打ち出したことには、大きな意義がありました。医療ソーシャルワーカーが介入し、様々な支援につなげていく端緒が開けました。減免患者数は必ずしも多くありませんが、一つひとつのケースは深刻です。安房地域医療センターの無料低額診療は、確かな成果を上げています。

無料低額診療の実際

社会福祉法人太陽会安房地域医療センター
安房地域総合相談センターセンター長
千葉県中核地域生活支援センターひだまりセンター長
香田道丸（聞き手・熊田梨恵）

熊田　香田さんは、無料低額診療事業を実施されています。どのように業務を行っているのですか。

香田　相談窓口として新たに「生活サポートセンター」を立ち上げました。ソーシャルワーカーが面接の中で、収入や支出、現金、預貯金、負債、生命保険、利用可能な社会資源などを調べます。調査票を作成し、申請書と併せて院長決裁に回しています。全ケースをカンファレンスでレビューしています。このカンファレンスには理事長や院長も出席しています。

熊田　対象になる方々を通して、どういう状況が見えてきますか。

香田　高齢世帯や独居、母子家庭など様々な世帯が生活に困窮して多重債務になったり、国保税滞納による無保険状態になったりしています。こうした貧困の原因の一つに、病気や身体障害に加えて精神障害や発達障害、高次脳機能障害など何らかのコミュニケーション障害が重なっていることがあります。家庭内暴力やいじめを受けたり、社会になじめなくて解雇されたり、就業困難、地域からの孤立など、大抵複数の問題が重なっています。加齢で働けなくなったり、疾病で寝たきりになったりすると、一気に生活が崩れます。コミュニケーションが取りにくく、医療に結び付けようとしてもしばしば拒否されます。不衛生である場合も多く、いわゆるゴミ屋敷の中で生活している方、漁港に落ちている小魚を拾って食料にしている家族もおられました。

熊田　どのような状況なのか、架空事例で結構ですので具体的イメージを教えていただけないでしょうか。

香田　双極性気分障害、いわゆる躁うつ病で、難治性気管支喘息による障害基礎年金二級を受けている五〇歳の女性を想像してください。元夫の暴力が原因で七年前に離婚し、実家に戻って一九歳の息子と八三歳の父親との三人暮らしです。父親は三年前に脳梗塞で左不全片麻痺となり要介護二です。つかまり歩きをしながらかろうじて自分でトイレに行っていますが、間に合わないことが多く、尿臭が漂っています。一人息子は軽度知的障害が疑われ、就業困難、引きこもりや地域の元同級生からのゆすりなどの問題を抱えています。本人は躁うつ病と気管支喘息のため働けません。父親と本人の年金収入のみではおぼつかず、父親の預貯金を取り崩して生活していますが、底をつくのは時間の問題です。自宅は屋根瓦が落ち、雨漏りのためか畳がところどころ腐っています。片付けがほとんどできておらず、ゴミ屋敷状態です。

躁うつ病については自立支援医療で通院医療費の助成を受けています。しかし、その一割の自己負担金に加え、気管支喘息の定期受診や発作時の救急の医療費、父親の医療費などの支払いが滞っています。こういう場合、無料低額診療を適用するだけでなく、身体障害者手帳の等級の見直しなど、他の福祉サービスも紹介しています。

熊田　なるほど、具体的な状況が分かれば、別の支援につなげることもできますね。

香田　行政との交渉に至ったケースも少なくありません。あるケースでは、医療費のあてがなくて生活保護の申請を相談した住民に対し、生活保護窓口担当者は当院の無料低額診療事業を紹介し、申請を受理しようとしなかったのです。

熊田　そんな、ひどい話だと思います。その方はどうされたのでしょう。

香田　その方は無料低額診療を利用し、入院治療は受けられましたが、治療が終わっても退院できず、救急病院のベッドにずっと入院しておられました。生活保護の裏付けが得られない状況では、私たちも施設入所や転院の相談をできず、八方ふさがりでした。再三、福祉課に申し入れましたが、「補足性の原理」（※）を曲解し、他の制度が優先だと言って、受け付けませんでした。

熊田　無料低額診療は、任意かつ善意のもので限定的な支援ですよね。これを理由に生活保護という基本的な支援を拒むというのは、信じがたいことですね。これだと無料低額診療は誰もやらなくなってしまいます。

香田　福祉行政は、自分たちのテリトリーから追い出すことで解決を図ろうとすることがあります。医療費にも税金が投入されているにもかかわらず、福祉予算が使われなければ良し、としたわけです。福祉行政が対応すべき住民の問題を病院に丸投げしたようなものです。こういったケースが何件か続いたため、市長や福祉課長に直談判し、早急な改善を求め、受け容れられました。

熊田　行政の姿勢の改善につながったのですね。二〇一二年一一月に開始したということですが、適用されたのは何件ぐらいあるのですか。

香田　二年間で約二〇〇件の相談を受けましたが、実際に適用になったのは五〇件ほどです。どなたも経済的に困窮しておられましたが、高額療養費制度など、無料低額診療以外に利用できる様々な制度の説明を聞くことで安心して帰って行かれる方が多かったです。無料低額診療の功績は数ではありません。相談に乗った方々の多くは、借金や税金の滞納によって年金や社会保障を受けられないという負のスパイラルに陥っている上、福祉行政から見放されて地域に埋もれてしまっていました。無料低額診療があることで、その方々を生活保護や手当受給など別の福祉サービスにも結び付けることができました。支援の端緒になったことが大きな成果だと思っています。

熊田　ソーシャルワーカーの重要性が増していきますね。

香田　制度の狭間に陥って支援を受けられない方々を支援につなげたり、行政との交渉を行ったりと、今後一層重要になっていくことは確実だと感じています。

※　生活保護が本人の「資産、能力その他あらゆるもの」の活用を要件として行われ、また、「扶養義務者の扶養」および「他の法律に定める扶助」が生活保護に優先すること（生活保護法四条）。

第九章

生活を支える

精神機能、身体機能が衰えた高齢者は、介護保険でカバーされないような多様な支援を必要としています。切実な問題に対応するためには、新しいサービスを開発しなければなりません。高齢者では、判断力が失われて、銀行に預金があっても使えなくなることが珍しくありません。現状の成年後見制度は十分に機能しているとは言えません。高齢者の財産管理の規格化が求められています。複数の立場の人間が関与して相互監視し、金銭的被害には刑事罰と損害保険で対応すればよいのではないでしょうか。千葉県館山市に二〇一四年開校された看護学校の学生寮に、高齢者向け住宅を併設する計画が進んでいます。この住宅では、あらゆる相談に応じて、必要なサービスにつなぐ有償ワンストップ相談サービスが計画されています。この住宅で、高齢者に、看護学生や地域住民と交流しながら、安心して楽しく生活していただこうと考えています。

小松秀樹

生活支援

医療法人鉄蕉会亀田総合病院
地域医療支援部総合相談室ソーシャルワーカー　児玉照光
（聞き手・熊田梨恵）

熊田　児玉さんは亀田総合病院で医療ソーシャルワーカーとして二〇年以上働いておられ、高齢者支援にも多く携わってこられました。高齢になって生活支援や介護が必要となった方には、介護保険によりこれらのサービスが提供されますが、生活支援サービスの幅が狭くて使いづらいという話を聞きます。その辺りはいかがでしょうか。

児玉　現在の介護保険制度では、要介護の方には食事、排泄、入浴の介助などの身体介護を中心にサービスが提供され、要支援の方には家事援助などの生活支援を中心にサービスが提供されます。ただし、生活支援は非常に個別性が高く、利用者の希望内容も実に様々です。多数の人が集まって共通のリスクを分散する保険という仕組みでカバーしきれないのは仕方がない面があります。介護保険制度では、生活支援サービスは、普段使用している室内、浴室、トイレの掃除や、買い物、調理、洗濯などに限定されています。

熊田　制度開始当初、掃除するにも利用者の部屋と家族の居室が一緒なのでどうしたらいいかとか、他の家族と本人の分を分けて料理するのが難しいとか、色々問題になりましたね。

児玉　生活上のことをスパッと線引きするのは難しいです。他にも高齢になると、重いものが持てない、高い所に手が届かない、文字が見えづらい、市の緊急放送が聞こえないなど、生活に直結したことで困ることはたくさんあります。しかし、こういうタイプの悩みに、時間単位で提供される介護保険サービスはなじみません。

熊田　私の実家の両親は八〇歳になりますが、請求書が届いているのに見ていなくて電話を止められてしまったり、気づいたら銀行印がなくなっていたり、ということがありました。帰るたびに色々な手続きを代わりにしていますが、ヘルパーさんに頼める類のことでもないので悩んでいます。

児玉　他にも高齢者にとって誰かの手を借りたいことは色々あります。電球の交換、リモコンの操作や電池交換、庭の草取り、薬の管理、郵便物の仕分け、回覧板を回す、市役所などへの申請手続き、ATMからの出金、通信販売で購入した代金の振り込み、背中に湿布を貼りたい、犬の散歩、粗大ごみの処分や玄関掃除とか、本当にたくさんあります。

熊田　皆さん、どうされているのでしょうか。

児玉　お金に余裕のある方なら、自費で家政婦を雇うか民間の家事援助サービスを頼めば、先ほど話したようなことは大体やってもらえます。地域によって内容は違いますが、NPOやシルバー人材センターなども色々なサービスを提供しています。

熊田　お金のある方なら何とかできると思いますけど、年金でぎりぎりの生活をしているような方はそういきませんよね。

児玉　同居の家族がいなくても、地域でのご近所付き合いがあれば、互いに自立して助け合えている間は、ある程度何とかなっていると感じます。ただし、近所付き合いは信頼関係に基づくものですから、一対一の関係だと最悪の場合、どちらかが騙されていたとしても誰にも分からない、ということが起こり得ます。また、良好な関係が保たれていたとしても、一方が病気や障害によって要介護状態になるとそうはいきません。一方が意思疎通不能の状態になったら、金銭の貸し借りなどがあっても、警察でも入らない限り第三者では事実がつかめなくなることもあります。

熊田　介護保険が使えない場合は、自費でサービスを頼むか、ご近所を頼るか、という状態なのですね。介護保険制度の中で、もう少し融通を利かせられないのでしょうか。

児玉　介護保険制度の家事援助は、最低限の衣食住をカバーしているだけで、例えば季節柄必要になるエアコンや加湿器のフィルター清掃、扇風機や暖房器具の出し入れ、灯油の買い出しなどイレギュラーなことはカバーしていません。でもこういうことは、生活を送る上で必要です。

熊田　何か工夫できればいいですよね。

児玉　ある訪問介護事業所から聞いた話ですが、冬になると灯油を購入したいという人が増えます。皆さん「安い店に買いに行ってほしい」とヘルパーさんに頼むのですが、介護保険で一割の自己負担を支払うより配達の方が安かったりします。だから、事業所の方で灯油を買いたいという人へ配達してくれるお店を紹介したそうです。

熊田　現在あるサービスを前提に工夫したということですね。他にもそういう事例はありますか。

児玉　天気のいい日は布団を干したくなりますよね。でもヘルパーさんの滞在時間内では、一時間も干せなかったりします。ある事業所では、融通を利かせて一時間のサービスを分けて使っていました。午前中に布団を干して、四五分ぐらいで一度引き揚げ、午後に残りの一五分を使って取り入れに行っていました。ただし、管理者の裁量で行っているので、他の事業所にそうしてほしいとは言えません。ヘルパーの移動時間も倍かかっています。

熊田　やはり介護保険制度の中では限界がありますね。

児玉　生活上のちょっとした相談や手伝いのニーズは非常に多いです。少なくとも、資産のある人たちについては、介護保険外の有償サービスで提供するしかありません。これを合理的でより使いやすいものにする体系的な努力が必要です。

熊田　低所得者の方は難しいですね。

児玉　個人的には、生活支援サービスの中で、介護保険ではカバーしていない正月やクリスマスの飾り付け、季節行事の料理など生活に楽しみを見出せるようなプラスアルファのことも考えてもらいたいです。

熊田　よく考えると、同じ介護保険を使っていても、施設に入所していれば季節行事があって料理などを提供されることが多いのに、訪問介護ではできないというのは不公平感がありますね。

児玉　ご近所付き合いの中で、おかずを分けてもらう時にタッパーを借りたりしますが、動きづらい方だとなかなか返しに行けません。こういうサービスがあれば、例えば、お礼のお菓子を詰めてその日に返すなど、ご近所付き合いを保つのに役立つと思うのです。生活支援サービスは、ただ生きていくためだけでなく、季節感を感じられたり、地域での人間関係を保ったり、生活を充実させるために必要です。高齢者が増える地域ではなおさら大切なことだと思います。

【コラム⑦】安房10万人計画　ケアの規格づくりとその基準

小松秀樹

『安房10万人計画』では、特にケアの規格づくりに力を入れていました。完成形は日の目を見ませんでしたが、以下のような基準までは作成していました。

1　非権威性：合理性のみに依存し、規範による権威を求めない。多数決、学会、行政による権威づけはこれを認めない。他の規格を排除しない。

2　有用性：サービス水準を向上させ、利用者の生活の質を高めるために、サービス向上の取り組みを検証、再現、共有可能な形にする。

3　可変性、発展性：完成系をめざさない。中長期的に有用性が発揮できればよい。そもそも地域包括ケアの具体的形が確定していない。変化させていくのが前提になる。

4　非網羅性：すべてを覆う大体系にしない。重要性を考慮し、有用性が最大になるよう扱う範囲と内容を設定する。規格で扱わない個別サービス、組織が生じる。

5　多様性：利用者、サービス提供者、利用者と提供者の環境のいずれも多様である。多様な解決がありうることを前提とする。

6　多施設の連携を扱う。

7　現実性：無理な要求をしない。生業として成り立つことが前提条件。

8　簡素性：可能な限り簡素なものとする。

（コラム⑧はP226）

有償ワンストップ相談

社会福祉法人太陽会安房地域医療センター
安房地域総合相談センターセンター長
千葉県中核地域生活支援センターひだまりセンター長
香田道丸（聞き手・熊田梨恵）

熊田　長年相談業務をしておられると、医療や福祉に関係する行政サービスについて様々な思いや、制度の矛盾などをお感じだと思いますが、いかがでしょうか。

香田　色々とありますね。例えば、障害をお持ちの方が、福祉サービスを受けるために福祉課に相談に行くと、まず障害者認定を受けるため、身体障害者手帳の申請を勧められ、診断書を渡されます。診断書を指定医に書いてもらうために病院の予約を取りに出向き、予約日に受診すると、今度は検査日を予約しなければなりません。検査が終わって数週間から長いと数カ月待って、やっと病院に診断書を取りに行くと、今度は県の判定に数カ月かかると言われます。仕方なしに数カ月待っていると、福祉課から「渡した書類が間違っていました。正しいものをお渡ししますので、提出し直してください」と振り出しに戻る連絡があったりします。

熊田　それはちょっと大げさに話されているのではないですか。

香田　これは笑い話でも誇大に表現しているわけでもなく、ソーシャルワーカーならよく経験している話ですよ。日本の福祉はその言葉とは裏腹で、全く親切とは言えません。すべてが申請主義で、多くの手続きがあり、申請しなければ目の前のことでも全く対応せず、横のものを縦にもしようとしません。しかも、窓口に立つ担当者も専門職ではなく、昨日まで水道課など全く別の仕事をしていた人が対応していることも珍しくありません。そもそも自分が使えるサービスがあるということを知らないため、申請にたどり着けない方が地域には多くおられます。

熊田　積極的に情報を得て、かつ申請しなければならないとすると、かなり使い勝手が悪いように感じます。印象に残っている事例を教えていただけますか。

香田　私が医療ソーシャルワーカーになりたての頃、脳卒中で寝たきりになった六四歳の男性の奥さんが介護相談に訪れました。話を聞いて、介護ベッドが必要だと思ったので、当時あった「老人日常生活用具給付」を受けるよう市役所の窓口を紹介しました。奥さんはバスやタクシーを乗り継いで市役所の窓口までたどり着きました。福祉課の担当者は、本人の年齢といつから寝たきりになったのかだけを尋ね、「この市では介護ベッドの給付は在宅で六カ月以上寝たきりの六五歳以上の人が対象です」とだけ説明し、話は終わったというのです。

熊田　生活事情も聞かず、ただ年齢だけで給付されなかったということですか。

香田　そうです。私は直接福祉担当者に電話し、老人福祉法の対象はおおむね六五歳以上であることや、本人の麻痺は重度で改善が望めず、経済的に余裕のないこの家に介護ベッドの給付は不可欠であること、在宅で六カ月以上寝たきりを放置していたら床ずれだらけになってしまうと何度も力説しましたが、「規則ですから」と言うだけでした。事前に交渉しておけばよかったと後悔しました。担当職員は、業務の効率化や、彼らにとって合理的でないと思われる予算を使わないことに精力を注ぎ込んでおり、クライアントのニーズに応えようとする姿勢がうかがえませんでした。

熊田　高齢者にとっては、複雑な制度を理解して適切な窓口を選び、手続きをするのは難しいと思います。窓口の担当者の姿勢は重要です。

香田　私の最も尊敬するソーシャルワーカーは、小さな町役場のケースワーカーでした。福祉課は少人数だったので、障害も児童も老人も生活保護も、何から何まで対応していました。彼は相談のあった方すべてを本当によく知っていましたし、心から心配していました。先ほどのケースとは真逆で、年度末の予算のない時に、介護ベッドや福祉用具の相談があった時は、必ずすぐに訪問して本人の現状を確認し、必要があれば三日以内にはベッドを搬入していました。「今年はもう予算ないでしょ」と尋ねると、「補正でできなけりゃ来年の予算に回すよ。必要なんだから」といつも笑って答えてくれました。しかし、予算に縛られる措置制度である限り、彼のような行動はなかなかとれるものではありません。

熊田　社会福祉法人太陽会では、看護学生寮に高齢者向け住宅を併設し、有償のワンストップ相談を提供するプロジェクトが進んでいて、香田さんはそのワンストップ相談業務を設計されていると聞きました。

香田　はい。この高齢者向け住宅には、一人暮らしで寂しかったり、心もとない方に入居していただきます。それぞれに担当するソーシャルワーカーが付き、顔なじみの関係を構築します。電球の交換やごみ捨て、買い物といったちょっとした相談から、病気や家族のこと、財産管理や看取りといった深刻なことまで、どんな相談でも受け付け、適切なサービスにつなぎます。プライバシーを尊重されながらも、寂しい思いをすることなく、困ったり悩んだりせずに、生きがいのある楽しい生活を送ってもらいたいんです。ワンストップ相談はこのプロジェクトの鍵となる重要なサービスです。常にご本人の状況を把握できれば、遠方に住むお子さんにも安心していただけます。

熊田　なるほど。これだとソーシャルワーカーのあり方が変わると思います。これまでよりずっと重要な立場になりますね。

香田　措置による福祉サービスには、どうしても上からの施しという気配が付きまといます。今考えているワンストップ相談は、契約による有償サービスです。受任者は善良なる管理者の注意義務をもって事に当たらなければなりません。双方が義務を負う対等な契約です。利用者の権利が尊重されやすい形です。利用者からのフィードバックを受けてサービスが改善されます。独居高齢者が増加の一途をたどり、孤独死が増え続けています。ワンストップ相談には大きなニーズがあります。中間層を対象に有償にすることで、税金を使うことなく、大きなニーズに応えられます。貧困層への措置も改善されるかもしれません。ここで形が出来れば、各地域に横展開していくこともできると思います。

【コラム⑧】寄付を受ける際の留意事項　小松秀樹

安房10万人計画でNPOが寄付を受ける際の留意事項――公益、共益、私益の区別について

1　行政は、法による暴力を背景にした権力で金を集めて「公益事業」を行う。権力があるので多少の不祥事も強引に乗り切ることができる。

2　株式会社は、株主の利益を最大にするため活動する。お金の使い方に問題があっても、損失を被るのは基本的に株主のみである。

3　NPOは法による強制力を使わず、寄付金を集めて公益事業を行う。権力がないので極めて危うい。安全はモラルの高さに依存する。

4　NPOの運営に関わるものは公益のために働く。構成員の共益のためではない。公益が共益と重なる場合にも、共益について語るには注意が必要。私益を絶対に業務に持ち込んではならない。

5　志・モラルはNPOの根幹に関わる。ルール化が必要。

6　逸脱行動については、会社、医療法人より強い縛りが必要。

7　権力者であっても、ルール外のお金は絶対に出せないようにしておく必要がある。

8　社員（構成員）の私欲が外部に見えるとNPOは瓦解しかねない。外部、内部の猜疑、嫉妬、私欲に勢いをなさしめないような配慮が必要。

財産管理の規格化の必要性

社会福祉法人太陽会安房地域医療センター
安房地域総合相談センターセンター長
千葉県中核地域生活支援センターひだまりセンター長

香田道丸（聞き手・熊田梨恵）

熊田　香田さんがセンター長をされている「ひだまり」は、二四時間三六五日体制で福祉相談や権利擁護などの業務を行う千葉県独自の施設で、館山市、鴨川市、南房総市、鋸南町からなる安房地域をカバーしています。香田さん、安房地域の特徴を教えていただけますか。

香田　この地域は千葉県で最も過疎化、高齢化が進む地域です。貧困や介護者不在など様々な理由で生活が難しくなっている方が少なくありません。若者の就職先が限られているこの地域で、二〇一二年に従業員約二〇〇名と六〇〇名の工場の閉鎖が決まりました。若者は雇用を求めて故郷を離れ、都会に出ることになり、高齢独居世帯の増加や過疎化に歯止めをかけられず、いわゆる限界集落があちこちに点在しています。

熊田　要介護状態になった方の面倒を見る人がいない場面もしばしば生じるというわけですね。

香田　キーパーソンになる家族が全くいないか、いても遠方で援助困難というケースは多いです。普段は地域のコミュニティの中で、誰かしら心配してくれるご近所さんがいて、何とか生活しています。しかし、お金の支払いが伴うことになると、他人は踏み込みにくくなります。

熊田　キーパーソンがいない場合、医療機関ではどういう問題が起こるのでしょう。

香田　医療費の支払いや、自宅退院が困難になるといった問題が度々浮上しています。入院患者の相談のうち、これまでは「自宅退院援助」が最も多かったのですが、最近では「今後の療養先決定援助」や「転院援助」、「施設入所援助」の割合が増大しています。自宅に戻れない傾向が目立つようになってきているんです。

熊田　身内がいないと困ったことが起こりそうですね。

香田　独居が困難と判断して、転院や施設入所を考えたとします。その場合、必要な費用を本人の口座から支払わなければなりません。ところが、身寄りのない高齢者が入院して精神機能が低下してくると、金銭管理どころか意思決定も困難になります。たとえ預金があっても、本人はキャッシュカードの暗証番号が分からなくなり、誤った暗証番号の入力を繰り返してキャッシュカードをロックされたりします。解除するにも、本人が銀行に赴いて手続きをしないと受け付けない仕組みになっています。本人が銀行に行っても、精神機能が低下しているので適切な手続きを踏むことができないわけです。通帳、印鑑があっても、他人では預金を下ろせません。これではどこの病院や施設も相談に乗ってくれません。この口座問題は出口のない堂々巡りで、まさに「缶詰があっても開けられず、飢えに苦しんでいる状態」です。

熊田 それは本当に困りますよね。事情を説明しても、金融機関は対応してくれないのでしょうか。

香田 金融機関の窓口は、「本人を守る」ことより「口座を守る」ことで終始徹底しています。本人以外が口座を動かすことを認めようとしません。この問題は、私がソーシャルワーカーになった二〇年前から現在に至るまで全く変わっておらず、金融機関は解決の手立てを講じようとしません。凍結された口座が多くなればなるほど資金運用しやすくなるのだろうかと勘繰りたくなります。団塊の世代が一気に高齢者になり、孤独死が社会問題となっている昨今、身寄りのない独居高齢者が増加することは明白です。金融機関も何らかの対策を講ずるべきだと思います。

熊田 こういう問題に対応するために成年後見制度があると思うのですが、どうでしょうか。

香田 そのはずでした。しかし、市長申立てで成年後見制度につなげようとしても、調査にこぎつけるまでに二〜三カ月かかってしまいます。活動可能な成年後見人の数が絶対的に不足しています。そもそもわずかな年金収入のみの場合、成年後見人に回す費用を捻出できません。

熊田 生活保護につなげることはできないのでしょうか。

香田 本人が生活に困窮していても、年金自体は下りているので「収入あり」と見なされ、保護の対象外として取り合ってもらえないのです。

熊田　聞けば聞くほどひどい話だと思います。こういう状態を改善するために、具体的にどのようなシステムがあればいいと思いますか。

香田　口座の問題については、金融機関に預けた本人の預金を本人のために使えるようにするシステムを作るべきです。事前の調査などで信頼できる親族や後見人の不在が予測できる場合は、自らによる意思決定が困難になった事態を想定して、あらかじめ医療現場での「事前指示書」に準ずるような「指示書」を作成できるといいと思います。また「成年後見」や「任意後見」の申立てを推進するような制度改正を行ってもらいたいです。

熊田　地域包括ケアというと医療や介護のことばかり言われますが、高齢者の財産管理という分野で金融機関も関わるべきということですね。

香田　本音を申し上げると、行政や司法が絡むと致命的に遅くなります。規格化で迅速に対応できるようになれば非常にやりやすくなります。複数の立場の人間が関与して相互監視し、金銭的被害には刑事罰と保険で対応すればよいのではないでしょうか。金融機関、サービス提供者、ソーシャルワーカー、監視者をパッケージにして、手順を規格化すればルーチンワークになります。

熊田　高齢者の財産管理について、高齢者支援の現場で抱えている問題がよく分かりました。

看護学生寮併設高齢者向け住宅——フローレンスガーデンハイツ

社会福祉法人太陽会安房地域医療センター医療技術部
リハビリテーション室作業療法士
大瀬律子（聞き手・熊田梨恵）

二〇一四年四月に開校した安房医療福祉専門学校の看護学生寮「フローレンスガーデン」は、二〇一二年に撤退が決まった半導体メーカーの工場の独身寮を転用したものです。二〇一四年一一月現在、この一階部分を高齢者向け住宅として改修しています。基本的には普通の集合住宅ですが、生活上のあらゆることを相談できるワンストップ相談サービスの提供が予定されています。加えて、独居の高齢者が陥りやすい孤立や孤独の問題に対し、同じ入居者である看護学生、さらには地域住民との交流が計画されています。

熊田　大瀬さんは、安房地域医療センターで作業療法士として勤務しながら、フローレンスガーデンプロジェクトに携わっておられますね。

大瀬　はい。最近は一人暮らしの高齢者が増えています。生活のこまごまとしたことが面倒になったり、寂しかったり、必ずしも楽な生活ではありません。フローレンスガーデンでは、こうした高齢者が若い人たちと交流しながら、自由に、しかも、安心して生活できるようにしたいと考えています。

熊田　その生活を実現するために、フローレンスガーデンではどのようなサービスを考えておられるのですか。

大瀬　根幹となるのが、あらゆる困り事に応じるワンストップ相談サービスです。担当者は、全く新しいサービスを開発すると意気込んでいます。

熊田　具体的にはどんなことをするのでしょうか。

大瀬　例えば高齢の方がテレビを買いたいと思っても、最近の機種が苦手でつい足が重くなることがあると思います。そこで、必要があれば電気屋さんに同行して、新しいテレビの特徴や使い方について一緒に説明を聞きます。最近の機種は、スイッチの使い方なども高齢者には難しいので、慣れるまで教えてあげないと使いこなせません。また、何とか工夫して実現したいのが財産管理です。これも高齢者の苦手分野です。銀行、弁護士などを巻き込んで、複数の立場による相互監視などを盛り込んだ合理的な規格を作ることができれば、サービスの提供が可能ではないかと担当者は考えています。キーパーソンのいない方では、死後の後始末も相談しなければなりません。

熊田　財産管理までしてもらえるようになるのであれば、入居される方も安心だと思います。

大瀬さんは、作業療法士として部屋の改修計画に携わられました。

大瀬　居室内のトイレのドアを引き戸にし、スペースを広くして手すりも付け、介助しやすいようにしました。お風呂は〇・七五坪の狭いユニットバスですが、手すりと暖房を新たに付けて、より安全で暖かく、入りやすいようにしました。電球は交換の不要なＬＥＤにして、コンロも安全に扱えるＩＨタイプにしています。また、車いすやベッドでも出入りしやすいように、メインの出入り口をベランダ側にしました。

熊田　独身寮ではベランダだったところを、玄関にしたということですか。

大瀬　ベランダに当たる部分を一メートルほど拡張してウッドデッキにして、スロープと階段を設置しました。日向ぼっこもできますし、車いすでの散歩もしやすくなります。救急車のストレッチャーも簡単に出入りできます。

熊田　作業療法士の大瀬さんならではのお仕事ですね。大瀬さんは、東日本大震災の被災地で活動されたと聞きました。

大瀬　震災後、南相馬市の病院に復興支援のため出向しました。被災地の仮設住宅は、玄関が狭くて段差があり、車いすで入れなかったり、ユニットバスが狭くて介助しづらかったりと、虚弱な高齢者には生活しづらい環境でした。震災と原発事故によって仕事や趣味、生きがいをなくして孤立し、引きこもっている方も多かったです。

熊田　南相馬では、若い人が域外に避難し、高齢者が取り残されたのですね。

大瀬　南相馬での経験がフローレンスガーデンプロジェクトを考える土台になっています。南相馬では、関係者の努力により、状況が徐々に改善していきました。サロンに集まる人や仮設住宅の周りにあるベンチで雑談する人が増え、新しいコミュニティが出来ていきました。戸数の少ない仮設住宅の方がうまくいっていたようです。

熊田　その時の経験が、今回活かされているのですね。

大瀬　南相馬での経験は、私の視野を大きく広げてくれました。フローレンスガーデンには、二棟の建物の間にテニスコート一面程度の空間があります。もともと駐車場だったのですが、ここを庭にします。入居者同士の憩いの場にするだけでなく、近所の子どもたちの遊び場にしたり、近隣住民が訪れる場にしていきたいです。看護学生も、高齢者から人生の知恵を教えてもらうことができると思います。もしヘルパーとして働きたいという学生がいれば、有償で働いてもらってもいいと思います。

熊田　リハビリの立場からのサービスは考えておられますか。

大瀬　介護予防教室を考えています。内臓疾患はともかく、運動器は努力で機能を温存できます。要介護になるまでの時間を延ばし、介護が必要になったらそれ以上介護度を上げないよう、個別のリハビリも実施できればと考えています。そのためにはいずれ、訪問リハビリもやりたいですね。

熊田　なるほど、自立生活を支えながらも、できなくなっていくことについてのサポートはしっかりしていくという、とても心強い住宅なのですね。

大瀬　年齢を重ねると今まで一人で解決できたことが段々とできなくなり、将来どうなるのか、不安が押し寄せてくることもあると思います。気ままな一人暮らしはよいのですが、孤独は決してよくありません。フローレンスガーデンはそこを解決したいと思って計画しました。入居した方が、必要な医療や介護を受けながらも、自立して地域住民と楽しく交流していけるよう、多くの人たちと知恵を出し合って改善を続け、よりよいサービスを作っていきたいと思っています。

熊田　看護学生寮の一階を利用した高齢者向け住宅という斬新な取り組みの中で、地域とのつながりを保ち、自立した生活を支えるために、あらゆる工夫をしておられることがよく分かりました。

第十章　死生観とコミュニティ

広井良典と中江兆民
子規最期の日々
「おくりびと」にみる孤独
国民国家とコミュニティ

小松秀樹

首都圏で、七五歳以上の独居高齢者は、二〇一〇年の六九万人から二〇三〇年には一三七万人に増えます。世帯主が七五歳以上の夫婦のみの世帯は五七万世帯から一〇四万世帯に増えます。これらの人たちが近い将来、死を迎えます。死生観は人によって異なります。一九六一年生まれの広井良典は、来世の存在を確信し、「死とはただ無に帰すること」という考えを退けました。一八四七年生まれの中江兆民は死を前にして、霊魂の存在を否定しました。同時期、死の床にあった正岡子規は、宗教を否定しつつも、特定の理念を提示することなく、自身と周囲を観察し文章にしました。兆民や子規は、最期の日々、親しい友人に囲まれましたが、現代では望むべくもありません。島薗進によれば、映画「おくりびと」は現代の単身者たちの孤独についての物語です。氏神信仰、祖霊信仰にコミュニティ形成能力を期待できなくなりました。人口減少で経済縮小が予想される中、若者は外国をめざし始めました。

小松秀樹

広井良典と中江兆民

死生観は共同体の根幹に関わります。従来、死生観は多様でしたが、多様な考えの中で、マジョリティの人々の考え方は尊重され、儀式化されて共同体を支えてきました。日本では、氏神を中心とした農村の地域共同体、祖霊を中心とした家は、長らく社会の中核的な共同体でした。氏神や祖霊の存在感が希薄になりつつあります。死についての考え方が変化しつつあるように見えます。多くの人たちの考え方がどのような方向に向かうかで、日本の共同体の形にも影響が出るでしょう。

死生観には相矛盾するものや対立するものがあります。死後の世界、永遠の生命があるという確信を持つか持たないかが一つの境界です。

広井良典は、前者に属します。広井は『死生観を問い直す』(ちくま書房)で「死とはただ無に帰すること」という考えを強く退けました。以下、広井の死生観を示す文言を引用します。

わが国のターミナルケアについての議論は、技術的な話が先行しすぎ、「死」とはそもそも何か、という、ある意味でターミナルケアの本質とも言える点についての対応が遅れがちになっている…

死生観と言っているのは…「私の生そして死が、宇宙や生命全体の流れの中で、どのような位置にあり、どのような意味をもっているか、についての考え方や理解」…

団塊の世代と呼ばれる世代前後の人々になると、…まさに経済成長をゴールに、「欧米志向」のもとで突っ走る、という時代に育ってきた分、「死とは要するに『無』であり、死についてそれ以上あれこれ考えても意味のないことで、ともかく生の充実を図ることこそがすべてなのだ」という考え方をもつ人が比較的多い…

死にゆく場所としての「たましいの帰っていく場所」を自分のなかでしっかりと確かめ位置づけるということ——こそが、ターミナルケアそして死生観の確立においてなによりも本質的なことである…

『死生観を問い直す』のあとがきで、広井は自身の宗教体験の原点ともいえる経験について述べました。広井が育った山間部の田舎での墓参りで、墓の向こう側にある世界の方がはるかに大きく、永続的なものであり、帰って行くべき場所であり、生者と死者が共に属する場所なのだと思えるような感覚が生じました。

広井の体験は、柳田国男の日本の固有信仰説を思わせます。島薗進によると、柳田の最大の研究テーマは日本の固有信仰でした（『日本人の死生観を読む』朝日新聞社）。柳田は、近代日本人の中に円環的永遠回帰的な時間意識と死生観が濃厚に引き継がれていること、それがお盆などの行事の中で長く蓄えられてきたと考えました。死んでも盆ごとに家に帰ってきて、子や孫その孫と飲食を共にする。死後も魂が消えないとすれば、生きて居た間の最も痛切な願い、すなわち、子孫の安全のために役立とうという思いは死後も残るとするのが日本の常民の信仰でした。柳田は、「家存続の願い」が日本の「固有信仰」の中核だと考えました。

明治の思想家中江兆民は、広井の反対の立場に属します。死の直前『続一年有半』（岩波文庫）で、霊魂の存在をあからさまに否定する議論を展開しました。以下、一部を分かりやすく要約しました。

空間、時間、世界を認識するにあたり、人類の都合を持ち込んではならない。世界は人間の都合と無関係に厳然と存在する。

死後の世界、霊魂の不滅を想定することは、人類の都合によるものであり、禽獣虫魚を阻害し、軽蔑するものである。死に近づきつつある人間にとって、神があり、霊魂が不滅だとすれば、慰められるかもしれないが、私は、生まれて五五年、いささか書を読み、合理的思考を理解してきた。神が存在するだの、霊魂が不滅だの寝言を主張する勇気を持ち合わせない。

身体は本体である。精神は身体の作用である。身体が死ねば、精神は即時に滅びる。

死後も不朽不滅なのは、身体を構成する元素である。死体が腐敗すると、気体の元素は空気に混入し、液体、もしくは固体のものは、土地に混入する。釈迦耶蘇の精魂ははるか昔に消滅しているが、路上の馬糞は世界と共に永続する。

不条理、不公平などの人間社会の不始末を、不合理極まりない霊魂などを想定して、死後の裁判で片づけてもらおうとするのは、意気地なしである。

造物の説では、世界のすべて、山河草木、人獣虫魚、土石瓦礫にいたるまで何もないところに神が作ったという。無から有を得るという無茶な論理は、まともな脳髄で理解できることではない。しかも、進化論が示すように、生物は時間と共に変化している。造物の説と進化論は相容れない。

兆民は、喉頭がんを発病。医師に一年半の命と告げられました。永遠の命を一切信じませんでしたが、新聞を読むこと、『一年有半』を執筆すること、飲食すること、さらに、文楽を楽しみました。死の前月、河野広中夫人の紹介で来訪した僧侶の加持祈祷を拒みました。

広井良典は、死が無であり生の充実を図ることがすべてという考え方が、戦後の団塊世代に特徴的だとしましたが、明治三〇年代半ば、中江兆民は、死を前にして、死が無であると考え、来世に希望を託することはありませんでした。残りの人生を精一杯楽しもうとしました。

子規最期の日々

正岡子規は全身を結核に侵され、数え年三六歳で死去しました。病床に横たわりながら、頻繁に訪れる大勢の友人たちとの交流を楽しみました。最期の日々、達人の随筆を残しました。子規は抽象的議論ではなく、写生に徹しました。写生は豊穣です。死の理念を書くのではなく、死の床にある自分と生活を描写しました。痛みの中で揺れ動く感情や、辛さを忘れるひと時が描かれました。

子規の生活は妹の律に全面的に依存していました。それだけに不満も多く生じました。

律は理窟づめの女なり　同感同情のなき木石の如き女なり　義務的に病人を介抱することはすれども同情的に病人を慰むることなし

もし余が病後彼なかりせば余は今頃如何にしてあるべきか　看護婦を長く雇うが如き我能く

為す所に非ず　よし雇い得たりとも律に勝る所の看護婦即ち律が為すだけの事を為し得る看護婦あるべきに非ず　律は看護婦であると同時にお三《さん》どんなり　お三どんであると同時に一家の整理役なり　一家の整理役であると同時に余の秘書なり

もし一日にても彼なくば一家の車はその運転をとめると同時に余は殆ど生きて居られざるなり　故に余は自分の病気が如何やうに募るとも厭わずただ彼に病なきことを祈れり　彼あり余の病は如何ともすべし　もし彼病まんか彼も余も一家もにつちもさつちも行かぬこととなるなり（『仰臥漫録』）

食事についての細かい記述が頻繁に出てきます。死ぬ前にうまいものを食べようと考えましたが、金がない。様々考えた挙句、高浜虚子から二〇円借りることになりました。その金で、会席膳を取り寄せ、母と妹をねぎらいました。

明日は余の誕生日にあたる（旧暦九月一七日）を今日に繰り上げ昼飯に岡野の料理二人前を取り寄せ家内三人にて食ふ。これは例の財布の中より出でたる者にていささか平生看護の労に酬いんとするなり。けだしまた余の誕生日の祝ひをさめなるべし。料理は会席膳五品。

平生台所の隅で香の物ばかり食ふて居る母や妹には更に珍しくもありさらにうまくもあるのだ。（『仰臥漫録』）

宗教についての記述もありますが、あくまで、写生、観察の態度を崩しません。

人の希望は初め漠然として大きく後漸く小さく確実になるならひなり。我病牀における希望は初めより極めて小さく、遠く歩行《ある》き得ずともよし、庭の内だに歩行きえばといひしは四、五年前の事なり。希望の縮小はなほここに止まらず。坐る事はともあれせめて一時間なりとも苦痛なく安らかに臥し得ば如何に嬉しからんとはきのふ今日の我希望なり。希望の零となる時期、釈迦はこれを涅槃といひ耶蘇はこれを救ひとやいふらん。（『墨汁一滴』）

子規は、自らの死期についての閻魔とのやり取りを、歌舞伎風の文章にすることで束の間の楽しみを得ました。以下、落ちの部分です。

「今夜は余りに早うございますな。

「それでは明日の晩か。
「そんな意地のわるいことをいはずに、いつとなく突然来てもらひたいものですな。
閻王はせせら笑ひして
「よろしい、それでは突然とやるよ。しかし突然といふ中には今夜も含まれて居るといふ事は承知して居てもらひたい。
「閻魔様。そんなにおどかしちや困りますよ。（この一句菊五調）
閻王カラカラ笑ふて
「こいつなかなか我儘ツ子ぢやわい。（この一句左団調）
拍子木　　　　幕　（『墨汁一滴』）

現実は論理ではなく、変化があり多様でときに矛盾があります。子規にあって理想が写生と対比されます。

理想といふ事は人間の考を表はすのであるから、その人間が非常な奇才でない以上は、到底類似と陳腐を免れぬやうになるのは必然である。
写生といふ事は、天然を写すのであるから、天然の趣味が変化して居るだけそれだけ、写生文写生画の趣味も変化し得るのである。
理想といふやつは一呼吸に屋根の上に飛び上らうとしてかへつて池の中に落ち込むやうな事が多い。（『病牀六尺』）

死の五日前の記述は鬼気迫ります。死の床にあってなお、観察と描写に心血を注ぎました。

足あり、仁王の足の如し。足あり、他人の足の如し。足あり、大盤石の如し。僅かに指頭を以てこの脚頭に触るれば天地震動、草木号叫。（『病牀六尺』）

病床の子規の最大の楽しみは、新聞『日本』に連載していた『病牀六尺』の記事を眺めることでした。死の四日前の短い文章は私の最も好きな散文の一つです。子規は死の間際まで、様々なことを考えました。

芭蕉が奥羽行脚の時に、尾花沢といふ出羽の山奥に宿を乞ふて馬小屋の隣にやうやう一夜の夢を結んだことがあるさうだ。ころしも夏であつたので、
蚤虱《のみしらみ》　馬のしとする　枕許《まくらもと》（※筆者注）

といふ一句を得て形見とした。しかし芭蕉はそれほど臭気に辟易はしなかつたらうと覚える。
（※寝所には、のみしらみがいて、枕元で馬が小便をしている）

上野の動物園にいつて見ると（今はしらぬが）前には虎の檻の前などに来ると、もの珍し気に江戸児《えどっこ》のちやきちやきなどが立留つて見て、鼻をつまみながら、くせえくせえなどと悪口をいつて居る。その後へ来た青毛布《あおげっと》のぢいさんなどは一向匂ひなにかには平気な様子でただ虎のでけえのに驚いて居る。（『病牀六尺』）

芭蕉、馬小屋の臭気、動物園の虎、ちゃきちゃきの江戸っ児、青毛布のじいさんのイメージを思いついたとき、喜びがあったと思います。死にゆく人の考えることについて、狭い料簡の中に押し込める必要はありません。

兆民や子規は多くの友人がおり、濃厚な交流がありました。明治に比べて、個人的な友人関係のあり方が変化し、個人同士の頻繁な訪問が珍しくなりました。

十数年前、中国から手術の勉強のために来日していた医師が、当時の虎の門病院の医師の長時間労働を見て、「これでは友人と付き合う時間がなくなるではないか、一体何のために働いているのか」と語るのを聞いて衝撃を受けたことがあります。中国人と親しくなると、大きな頼まれ事をされることがあります。ある時、博士号を短期間で手に入れたいが何とかならないかと持ちかけられてびっくりしたことがありました。友人のつながりによる相互扶助が社会の中で大きな意味を持っています。アメリカに留学していた時、ロサンジェルスの日系人のコミュニティ、台湾人のキリスト教を核としたコミュニティに招かれたことがあります。それぞれのコミュニティは、交流を深めることによって、結果として自分たちの生存確率を高めています。

「おくりびと」にみる孤独

島薗進は、『日本人の死生観を読む』（朝日新聞出版）で映画「おくりびと」を取り上げました。死者を棺に納めるための作業を行う納棺師が主人公です。島薗の文章は非常に示唆に富んでいます。映画の情景が深い意味をもって浮かんできます。

主人公の大悟は、オーケストラが解散になりチェリストの職を失いました。故郷に帰り、求人広告の誤解から、たまたま納棺師として働き出しました。妻の美香はこの仕事を嫌がり、実家に帰ってしまいました。幼馴染の山下にも、もっとましな仕事につけと言われました。

銭湯を一人で切り盛りしていた山下の母ツヤ子が急逝しました。山下は銭湯をマンションに建て替えようとして、母と揉めていました。大悟の細やかで美しい納棺の所作を見て、山下は母と対立してきたことを深く後悔します。妊娠していることが分かって帰ってきていた美香も、夫の仕事の意義をようやく理解することになりました。火葬を担当した平田は、銭湯の常連でした。ツヤ子に淡い愛を寄せていました。平田は「死は旅立ちであり、死に立ちあうことは、門の向こうに送り出すことだ」と語ります。

同じころ、近隣の漁師町で一人暮らしの男性が死亡しました。所持品から身許が判明し、大悟に連絡が届きました。大悟と母を捨てて、家を出た父でした。死体の手に小石が握りしめられていました。大悟が昔渡した石でした。納棺を行うことで大悟の過去のわだかまりが解消していきました。

以下、島薗の文章を引用します。

死を主題とした印象的な会話が語られている。死をまったく疎遠で近づきがたいものとはせず、身近な事柄として考え語るという態度が示される。

死を人間が生きていく上で避けられない当たり前の事実だとする考えが示されている。

死を経ることで親子の根深い葛藤が克服されうること、そして家族の絆が回復されうることを示唆している。

納棺師にとって、死生観より、プロとしての態度と技術が重要です。痛みを気遣う態度、所作の細やかさ、美しさが、遺族の心を落ち着かせ、家族の絆を思い出させます。

「おくりびと」は教義や宗教組織や悟りの境地などではなく、儀礼や修練された所作にこそ希望をかけている……それは洗練されチェロの演奏や高度のビジネス・パフォーマンスを通して、個々人の心理的安定や幸福感が享受されることへの期待と相通じるもののようである。

島薗の現代社会の絆についての記述は鋭く深いものがあります。

「おくりびと」では父と子、母と子、そして妻と夫のか細くはかない絆が問題になっている。ハッピーエンドに終わっているようだが、決してがっちりとした温かい絆の回復が期待されているわけではない。個々人が習得する入念精妙なパフォーマンスに支えられて、かろうじて絆が実感される。

この作品は、実は単身者たちの物語ではなかったか。長く孤独で住所も不確かな大悟の父や、おそらく単身生活の上、二年前に亡くなった大悟の母だけではない。……多くの重要登場人物は単身者のようである。そもそも地方の小都市の閑散とした街路風景が、薄れゆく絆を露わにしている。

この作品は、厳しい死の表象を媒介とすることで、かろうじて薄くか細い絆への信頼感を呼び覚まそうとしていると見るべきだろう。広々とした庄内平野の春風に吹かれながら、朗々と奏でられるチェロの響きは、そうした孤独な現代人の心象風景にふさわしいように思える。この解釈は、現代における死の文化の復興と見られるもの全体の解釈にも関わってくる。個人化の進行によって自己を支える共同体をみいだしにくくなった現代人は、死や喪失を強く意識し、その表象を深く内面化する。そしてそのことによって、はかない個々人の間の絆を保持し、かろうじてわが身の置き場所を確保しようと試みている。

現代人が、氏神を共有する地域の共同体や、祖霊を共有する家に自己の居場所を求めるのは難しくなりました。島薗は、柳田国男と折口信夫の葛藤について語っています。柳田は、日本の固有信仰は祖霊信仰だとします。お盆ごとに家に帰って、子孫と食事を共にする祖霊は子孫の繁栄を願います。先祖から子孫への「家存続」を願う意識が固有信仰の基礎です。

これに対し、折口は柳田の主張する日本の固有信仰になじめませんでした。外部の異界から来訪する神、「まれびと」に対する畏怖と信仰を重視しました。地域の共同体が国家に統合される過程で、共同体の神はあるいは統合され、あるいは共同体と共に消滅しました。共同体の宗教者が地方豪族の庇護から離れて漂泊の身になりました。放浪の行者、巡礼、高野聖は漂泊の旅で死んでいきました。村人たちは、放浪する白い着物をきた宗教者を畏怖し、行路に斃《たお》れた死体を葬りました。折口自身、民俗学者ですが、文学者でもありました。また、社会から外れた異邦人と自らを規定しました。同性愛者であったことと何らかの関係があったかもしれません。島薗は「折口は共同体から放逐された個の意識にこだわり、そこから死をとらえようとする観点をもっていた」と書きました。

高度成長期、団塊の世代の人たちが都会に出ました。膨大な数の孤独な高齢者が生じつつあります。「おくりびと」の孤独がこの人たちの孤独に重なります。

国民国家とコミュニティ

私は第一章「人口の変化と社会保障」の中で、日本の社会保障を維持するには、出生率を向上させるか、大規模な移民を受け入れざるをえないと書きました。

この考えは、国家側から見たものであり、国民国家の枠組みを前提としています。個人は、状況が悪くなった時、国民国家の枠から脱出する可能性があります。

国民国家とは、現在の日本人が想起する「普通の国」のことです。固有の法体系によって統治され、国土、官僚群、常備軍を持ち、国民は国籍を有します。他の国家に対して利己的に振る舞います。国民に同質性を求めることが多く、複数の民族を抱える国で、紛争の原因となりました。国民国家につながる主権国家体制は三〇年戦争の後、六四八年、ウェストファリア条約によってもたらされました。国民国家とは、歴史的には比較的新しく、極めて人工的なものです。未来永劫続くかどうか分かりません。

内田樹は、「国民国家としての日本」が解体過程に入ったとして以下のように主張しました。

国民国家とは「国民を暴力や収奪から保護し、誰も飢えることがないように気配りすることを政府がその第一の存在理由とする政体である」はずが、政府がグローバル企業を国民より優先するようになった。「日本企業」を経済戦争の担い手にしたて、「どうすれば日本は勝てるのか？」と執拗に問いたてる。企業の利益を増やすための環境コスト、製造コスト、流通コスト、人材育成コストを国家に支払わせようとする。実は、「日本企業」はグローバル企業であり、「企業利益の増大＝国益の増大」という等式は虚偽である。現状は国民国家の「末期」のかたちである。※http://blog.tatsuru.com/2013/05/08_1230.php

大企業の内部留保は莫大な額になっていますが、個人は疲弊しています。製造業が日本に残るには、付加価値の高い製品を作るか、あるいは、徹底した機械化で人員を削減しなければなりません。日本では技能職より、技術職、新規ビジネス開発者、管理的事務職の役割が相対的に大きくなりました。大企業全体として利益が積み上がっていますが、高い報酬を受け取ることのできる日本人の数は多くありません。地方では雇用が失われ、過疎化と貧困化が進行しています。都会でも生活保護受給者が増加し続けています。

内田の議論には国民国家への期待が若干残りますが、宮崎学は日本型国民国家そのものに現在の苦境の原因があるとします（『法と掟』洋泉社）。日本では、明治維新後、政府が、農村や都市に見られた自治組織、職能団体などの個別社会の自治を破壊し、全体社会として統合しました。宮崎は、華僑の相互扶助組織と個人の強さ、たくましさを高く評価します。以下、宮崎の結論部分を引用します。

それぞれの国民が国民国家単位でどうまとまって行動していくか、ということよりも、それぞれの個々人が個人としてアジアの中で、あるいは世界の中で、どう独立して行動していくのか、ということのほうが、まず優先されなければならない。いま国民国家の枠が日本の社会を全体社会一本にまとめあげることによって、個別社会の、したがってまた個人の活力を発揮することを妨げている。個人と個別社会をこの枠から解放することが、1990年代以降に現れた時代の変貌の中で、最も重要な課題になっているのだ。

医学部のある若い後輩は、アジアに人脈を作り、将来、活動の本拠地を外国に置きたいと考えています。外国の医学部で学ぶ日本人学生を何人か知っていますが、彼らは将来の活動場所を日本に限定しておりません。世界の中で、最も適切と思う場所で活動するための視野と能力を獲得しつつあります。

明治維新後の個別社会の破壊は、中間団体を徹底して破壊したフランス革命に似ています。

フランス革命は、絶対王政時代の旧体制を嫌悪しましたが、旧体制のもたらした行政的中央集権をさらに強めました。旧体制以上に、思考が画一化され、多様性と自由を奪いました（トクヴィル『旧体制と大革命』ちくま学芸文庫）。以下の、トクヴィルの記述は、日本の衰退に重なります。

ある権威があるとする。それは、わたくしの歓楽が平穏に満たされるのを見張っており、わたくしの行く先々を先廻りして、わたくしが心配しないでもすむようにすべての危険をまぬがれるようにしてくれる。この権威はこのようにしてわたくしが通過する途上でどのような小さなとげも除いてくれると同時に、わたくしの生活の絶対的な主人でもある。そしてまた、この権威はそれが衰えるときにはその周囲ですべてのものが衰え、それが眠るときにはすべてのものが眠り、それが亡びるならばすべてのものが死滅するにちがいないほどに、それが運動と生存とを独占している。（『アメリカの民主政治』講談社学術文庫）

社会の変化は、その社会で生活している人たちが考えるより早く、激しいものです。現在の日本は長期間にわたる大きな変革期にあり、このまま維持されることはありません。

あとがきに代えて――過去の生活困難期を振り返る

医師・NPOソシノフ運営会員　小松秀樹

長い日本の歴史の中で、豊かだったのは例外的な時期でした。民衆は貧しいのが常態であり、苦しい生活を強いられてきました。近代以後、民衆の生活がそれ以前に比べてとりわけ落ち込んだ時期が二回ありました。第一次生活困難期は近世の終わりから明治前半の時期、第二次生活困難期は昭和恐慌から敗戦・戦後にかけての時期です。生活困難期という概念や時期は、私が本書の議論のために独自に設定したものです。今、三回目の生活困難期が進行しています。第三次生活困難期の今後を考えるために、過去の生活困難期の人びとの考え方を振り返ります。

第一次生活困難期

江戸後期から明治前半にかけての時代には、現在と重なるところがあります。農民は年貢と高利貸しに苦しめられました。江戸後期、不作が続いたり、収奪が大きくなったりすると、村は疲弊し、すさまじい貧困の中で、生産と人口が激減し「枯村」になりました。人心が荒廃し、自暴自棄になり労働意欲を失いました。関東の村々では疲弊がひどく、例えば、下野国芳賀郡の物井・横田・東沼三村では、元禄期に戸数四四〇戸、年貢三一〇〇俵だったものが、文政五年（一八二二）には戸数一四〇戸、年貢八〇〇俵まで減少しました（安丸良夫『日本の近代化と民衆思想』青木書店）。名主層の没落も珍しくありませんでした。現代の生計困難者も、社会保険の重い負担と、銀行の経営するサラ金の利子に苦しんでいます。非正規労働者に限定すると、人口も激減していると推定されます。

二宮尊徳の農村復興活動は関東の荒廃した農村が対象でした。勤勉、質素、倹約、正直を尊び、自己形成、自己鍛錬を推奨する精神主義的なものでした。基本的に、支配者側の統治のための活動であり、幕藩制を自明のものとして尊重していました。大原幽学、石田梅岩などの教えも二宮尊徳と同様のもので、通俗道徳（安丸良夫）として民衆に定着しました。

徳川の平和は、戦国の乱世を乗り越えてやっと到達した平和でした。支配階級は徳の体現者でした。江戸時代の封建的身分秩序は、社会を安定させ、民を救うためのものだとされました。信念や価値の世界を支配階級の手に独占し、民衆は思想主体から排除されました。民衆は、現実に愚かで貧しいだけでなく、観念的にも愚かで貧しい劣等者とされました。愚民意識に支配階級のみならず、民衆もとらわれていました（安丸良夫）。

二宮尊徳らの唱えた道徳は、貧困にあえぐ民衆に経済的に生き残る契機を与えました。民衆に、主体性をもたらし、自己鍛錬を可能にしました。しかし、個人的努力で、すべての人が貧困から抜け出せるわけではありません。道徳的実践によって貧困から抜け出せるとすれば、富裕層は、道徳的に優れており、経済的な敗北は、精神的、道徳的な敗北を意味します。このため「経済的敗北とともに無力感や諦観やシニシズム」が「社会の底辺部に大量に鬱積」されることになりました（安丸良夫）。

こうした中で、江戸時代、後期になるほど、百姓一揆が頻発しました。一揆では、支配体制を批判することは許されず、仁政を求めるのが習わしになっていました。過酷な年貢取り立てがあったとしても、それは現場の役人の問題であり、それを正すのは、正しかるべき藩主でした。藩に問題がある時は、幕府に仁政を求めました。一揆指導者も通俗道徳の信奉者であり頑固な実践者でした。通俗道徳は、為政者の奢侈《しゃし》や虚偽を非難する根拠を提供しましたが、社会の変革を提案することはありませんでした。

幕末、幕長戦争や戊辰戦争のさなか、各地で発生した世直し一揆が、戦況に影響を及ぼしました。打ちこわしでは、豪商、高利貸し、豪農がその目標になりました。買い占めによる米価の高騰、村役人の不正が問題とされ、年貢の半減が求められました。この時期、一揆勢は倒幕勢力に期待しましたが、明治新政府は彼らの期待に背き、年貢半減をすぐに撤回し、廃仏毀釈、徴兵令、学制、太陽暦、地租改正、戸籍制度、廃藩置県、断髪令など民衆の理解できない政策を次々と打ち出しました。様々な名目で農民に新しい税を課したため、農民の生活はさらに困難になりました。農民は明治新政府に激しく反発し、各地で新政反対一揆、地租反対一揆、徴兵に反対する血税一揆が荒れ狂いました。江戸時代の一揆では、原則的に人に対する暴力を伴いませんでしたが、明治初期の一揆は残虐な殺人を伴う暴動でした。鎮圧に鎮台兵が動員されました。

戊辰戦争の後、山口藩では奇兵隊・諸隊の兵士が脱走して反乱を起こしました。時を同じくして、藩内各地で貧農を中心に一揆が勃発しました。広沢真臣はこれが全国に拡大することを恐れました。木戸孝允が長州に戻って直接指揮をとり、苦戦の末、反乱を討伐しました。木戸は「今日の苦難語り尽くすべからず」と書き残しています（一坂太郎『長州奇兵隊』中公新書）。戦死者は反乱軍六〇名、討伐軍二〇名。木戸は、脱走兵一三三名を、みせしめのために、その出身地で処刑しました（鈴木淳『維新の構想と展開』講談社学術文庫）。寛大な処置を求めた前原一誠は、木戸とたもとを分かち、後に萩の乱を起こして斬首されました。

民衆にとって、幕藩制は、過酷だったとしても、慣れ親しんだものであり、異人、耶蘇教など外敵から民衆を守ってくれる実力装置と措定されていました（安丸良夫）。これに対し明治新政府は民衆と同じ側に立つのではなく、異人の真似をし、異人に指導される異様な権力とみなされました。子どもの膏《あぶら》を搾り取る、若い男から血を搾り取る、若い娘を外国に売り飛ばす、コレラの避病院では肝を取る、などの奇怪な情報が流され、これに人びとは敏感に反応しました。民衆の認識枠組みが暴力的な抵抗を生み、維新に責任を負う新政府の指導者は、非情ともいえる対応をとらざるをえませんでした。

「徴兵令反対一揆は、基幹労働力を奪われることに反対したものだとか、学制反対一揆は、学校費負担と子供の労働力を失うことに反対したものだとかと規定することは、事実の一面をついたわかりやすい説明ではあるが、けっして十分なものではない。……奇怪な流言が、それが奇怪であれば奇怪であるほど、たちまち広汎な民衆に恐怖の伝播をひきおこしうるものであったことを理解することによってのみ、これらの一揆についてのリアリティにせまりうるのである。」この安丸の説明には強い説得力があります。

日本人は、狭い限られた空間の中で、個人あるいは集団の生存確率を高めるための生存戦略を長期間にわたって薫習し、閉鎖系倫理（大井玄『環境世界と自己の系譜』みすず書房）を形成しました。二宮尊徳や石田梅岩らが説いた道徳は、民衆に既にあった倫理を背景にしたために、容易に浸透しました。閉鎖系倫理は、勤勉・倹約・孝行・正直・謙虚を奨励すると共に、支配体制への服従、共同体への同調、争論の回避を求めます。資源と土地の豊富なアメリカの「開放系倫理」とは大きく異なります。日本では分を知り、足るを知ることが求められ、アメリカでは自らを信じて可能性を追求することがよしとされます。倫理は、先験的なものでもなければ、あらゆる場所で通用する絶対的価値を有するものでもありません。幕藩制は「閉鎖系倫理」の守護者であり、明治新政府は民衆に「閉鎖系倫理」の外の異質とみなされました。これが新政反対一揆を暴力的にしました。

第一次生活困難期、絶望的な生活の中で、最下層民から新しい宗教が出現しました。最下層民の心をとらえたのは、世俗の政治権力に取り込まれた権威ある既成宗教ではなく、新しい宗教でした。大本教など、最下層民の宗教は、ほとんど教育を受けていない文盲に近い人たちによって始められました。彼らも通俗道徳の実践者でした。大本教教祖の出口なおは、すさまじい努力にもかかわらず没落したことで、通俗道徳がすべての人を救済するわけではないことを自ら体験しました。この世は悪の世界であり、強いもの勝ちの「獣類《けもの》の世だ」、「王天下は長ごうは続かん」として、終末と世直しを説いたため、政府の弾圧を招きました。

第一次生活困難期、常態としての農民の貧しさと政府による収奪が生活困難の背景にありました。江戸末期から明治初年の混乱が生活をさらに困難にしました。明治維新によって近代への道が開かれました。資本主義の勃興期、資本の集積過程で、多くの民衆の生活が犠牲になりました。松方デフレの時期、一八八二〜一八八五年（明治一五〜一八年）にかけて、債権者の訴えで、身代限り処分、すなわち、破産により資産を競売にかけられた件数は六万件を超えました。同時期、裁判所の努力で、身代限りにせずに、勧解手続きにより「調和」した件数は一七九万件に達しました（鈴木淳）。日本の人口が三七〇〇万人の頃、合計一八五万の家族が破産状態になったということです。一世帯当たりの人数が四人として二〇%の国民が、三人として一五%が破産状態なったのです。特に養蚕農家の疲弊は甚だしく、一八八四年、養蚕の盛んだった秩父では絶望した困民が武装蜂起しました。

一八八九年に公布された大日本帝国憲法によって天皇制イデオロギーが確立され、国家の形が整いました。資本主義化の成功により生産が向上し、政情が落ち着きました。人びとは、日清戦争、日露戦争などの対外紛争を背景に、国家主義と天皇制イデオロギーの信奉者になりました。新しい宗教も天皇制を尊重し、国家主義に追随するようになりました。相つぐ対外戦争の中で、第一次生活困難期の記憶は人びとの中で薄らいでいきました。

第二次生活困難期

第二次生活困難期の始まり、すなわち、昭和恐慌では、米価、繭価が下落し、農村が疲弊しました。農家が収入を増やそうとして増産したため、価格はさらに下落しました。借金せざるをえない農家が増えましたが、高金利だったため、借金は没落に直結しました。東畑精一は、日本農業を窮迫的商品生産と呼びました（有馬学『帝国の昭和』講談社学術文庫）。「可能ならば自家で消費したい生産物を窮迫やむを得ず手放すという『商品化』であり、生産手段としての土地は単に資本ではなく、財産であり、資本主義的経営が負債をもって始まるのと正反対に、金を借りるのは農村では経済的没落の始まりである」と農村経済の後進性を説明しました。

一九三一年大蔵大臣に就任した高橋是清は、「円の為替レート低下を放任し、低金利を維持し、政府の財政支出を激増」させました。財源は「日銀の引き受けによる赤字公債」でした（有馬学）。

昭和初期、左右、政治的立場を問わず、「窮乏の農村」に強い感情を伴う特別な視線が向けられました。農業を人類の社会生活上の根本だとする農本主義者は、農村の疲弊をもたらしたのは、都市ブルジョアジーの農村搾取と支配であるとして、農本主義的計画経済による農業再建を主張しました。農村の疲弊に対し、農本主義者は左派勢力と協力して、農村救済の請願運動を展開しました。農本主義者の中には、青年将校と提携して五・一五事件に参加する者もいました。政府は救農土木事業で農民に現金収入を得させ、「自力更生」をスローガンに農山漁村経済更生運動を展開して農民の自立を促しました。具体的には、産業組合にてこ入れし、農村経済更生計画を樹立させ、負債整理、生産統制、経営改善を図りました。

当時、中国では国民党の勢力が拡大していました。帝国主義による中国侵略反対が、中国人の間で共有され、中国のナショナル・アイデンティティが形成されつつありました（有馬学）。日本陸軍は、国民党が中国を支配するようになれば、日露戦争で獲得した満州の権益が危うくなるのではないかと危惧していました。満州の領有をめざして、軍閥支配を弱めるために張作霖を爆殺し、柳条湖事件によって満州事変を引き起こしました。以後、日本は一五年戦争と呼ばれる長い戦争に突入しました。

日露戦争で獲得した満州の権益に対し、日本国民も強い執着感情を持っていました。これが「生命線」という表現を得て、政治に大きな影響を与えるイデオロギーになりました。

満州国の樹立後、内務省、農林省、農業教育者は、満蒙移民を推進しました。農家の二男、三男は、農業を継ごうにも、土地がありませんでした。地主制が農業生産の大きな阻害要因でした。農民は土地飢餓状態にあり、移民に向かいやすい状況にありました。

「生命線」というイデオロギーは、国民の「生活権」確立と結合されることによって、誰にも反対できない正義になりました（有馬学）。無産政党を含む多くの政治家が、統制経済による、「搾取なき正義社会」建設を唱えました。当時の知識人は、賛否は別にして、マルクス主義の影響を強く受けていました（丸山真男『日本の思想』岩波新書）。満州国や日本政府では、統制経済を推し進める革新官僚が力を持つようになり、マルクス主義の影響を受けた経済テクノクラートが、調査と数字で統制経済の基礎を固め、重工業化を推し進めました。

日中戦争について、近衛文麿は、日本側の真意は領土や賠償を求めるものをではなく、中国の独立を支援するものであるとしました。こうした「聖戦」イデオロギーを最も積極的に鼓吹したのが、無産政党の社会大衆党でした。侵略戦争ではなく解放戦争であるとする立場が、国内の「革新」、すなわち資本主義を打倒して労働者・農民の生活を改善する変革であるとする立場とセットになっていました（有馬学）。しかし、相手から頼まれてもいないのに、相手の独立を確かなものにするために、その相手と戦争するという論理には無理がありました。勝者は正統性を容易に確保できますが、敗者の無理な論理が受け入れられることはありません。

斎藤隆夫の有名な「反軍」演説は、「聖戦」イデオロギーに疑問を投げかけるものでした。国際社会の現実は道理の競争でなく徹頭徹尾力の競争であり、そのような現実に対して、道義に基づく国際正義に立って東洋永遠の平和のために戦うという戦争が成り立ちうるのかというきわめて常識的な疑問でした（有馬学）。この演説によって、斎藤は議員辞職に追い込まれました。空虚な理想的言辞が、現実的議論を排除しました。

対米戦争の開始後、国民の生活は急速に悪化しました。敗戦後、政情は混乱し、大きな労働争議が頻発しました。日本国憲法によって、人びとの考えは、天皇制イデオロギーから民主主義、個人主義に大転換されました。ＧＨＱの指示によって農地改革が断行され、地主制度が完全に終焉しました。敗戦のどん底の中で貧富の差が解消されたのち、右肩上がりの経済成長の中で日本全体が豊かになりました。格差の解消が総中流意識を高め、国民の統合と安定に寄与しました。

敗戦時の国の債務残高は、現在（二〇一七年）と同様、ＧＤＰの約二倍にまで膨らんでいました。経済学者の伊藤正直によると、卸売物価は、一九四五年に比べて、一九四九年に約七〇倍になりました（「戦後ハイパー・インフレと中央銀行」）。このインフレにより、一九五〇年には国の債務残高はＧＤＰの一五％にまで縮小しました。

第二次生活困難期は、農村の疲弊で始まり、大規模な戦争、敗戦という激動を経過した後、奇跡的な復興で終了しました。マルクス主義者が問題にしていた日本経済の後進性も激動の中で解消されました。高度経済成長期には、国家主導の統制経済的な手法が、大きな成果を生みました。生産活動の微細な部分まで、国家が関与するのが当たり前になり、結果として個人の自由で大胆な活動が阻害され、不足することになりました。

移　民

日本の生活困窮者の一部は、一九世紀末より、新天地を求めてアメリカに移民しました。一九〇五年、サンフランシスコに日本人排斥の組織が作られ、以後、各地に広がりました。アメリカが閉ざされると、日本の生活困窮者はブラジルに向かいました。一九三〇年代に入り満州事変や日中戦争などに対する反感から、ブラジルでも日本人移民が排斥されました。次の移民先は満州でした。

満州国では五族協和・王道楽土がうたわれました。満日蒙漢朝の五族が協力して、覇道ではなく王道による統治で、理想社会を建設しようとするものでした。しかし、実態は五族協和からほど遠いものでした。送り出し側の長野県のある村長は、満州視察で、日本人が関東軍の武力を背景に傲慢に振る舞っているのを目撃しました。すでに開拓されていた現地人の農地を強制的に安く買い上げていたため、土地を奪われた現地の農民に恨みが蓄積されていました。何人かの村長は、満蒙開拓の継続性に疑問を持ちました。ある村長は、国や県に抵抗して、自分の村から満蒙開拓団を出しませんでした。別の村長は、疑問に思いつつも、国や県、地域の圧力に耐えかねて、開拓団を送り出しました。

一九四五年八月九日、ソ連軍が満州に侵攻すると、日本軍は開拓民を残したまま逃亡しました。満州の地を逃げまどう中、多くの開拓民が亡くなり、多くの孤児や女性が満州に残されました。疑問を感じつつ開拓団を送り出した長野県河野村の胡桃澤盛村長は戦後、自分が送り出した開拓団の集団自決を知って自死しました。

日本人に刷り込まれた閉鎖系倫理は内向きであり、その適用範囲は慣れ親しんだ世界とその中の人びとに限定されていました。しかも、異なる文化圏の人たちを納得させられる一般的原理を持っていませんでした。満蒙開拓では、閉鎖系倫理の枠外の情勢が生存確率を決めました。

ナショナル・アイデンティティ

日本は、明治維新以後、弱肉強食の国際環境の中で独立を確保するために西洋文明にまなび、列強たらんと努力しました。人びとは国家主義に向かい、日露戦争の戦勝に熱狂しました。これは知識人も同じでした。一五年戦争では、「生命線」「五族協和・王道楽土」「聖戦」などという実体を伴わない政治的言辞が独り歩きして、現実的な議論を排除しました。丸山真男によれば、日本には合理精神、近代科学精神が前提として存在していなかったため、事実を絶対化し、自分の肌感覚をそのまま承認する国学的思考に流されました（『日本の思想』）。自分の欲望や好き嫌いが、規範や正しさと混同されがちになりました。ひとたび戦争のような圧倒的な事件が起きると、論理的に粘り強く検討することを放棄し、事件を自然現象のように受け入れてしまいました。実体を伴わない言葉の圧力に流されるままになりました。

「通俗道徳」は、その閉鎖性ゆえの問題がありましたが、一九世紀末から二一世紀初めまでの大きな変化の中で、一貫して、日本人の心の奥底にあって、日本の経済発展の原動力になってきました。幕藩制、大日本帝国憲法、日本国憲法へと、日本の政治的正統性に大きな変更があったにもかかわらず、通俗道徳は、明治維新から現在まで、日本人の心に生き続けました。通俗道徳が定着していなければ、過去の二回の生活困難期を乗り越えるのは難しかったかもしれません。

日本人は、日本とは何か、日本人とは何かという問いを好みます。閉ざされた日本を想定して世界との差異を見出そうとするあまり、日本の特殊性を過度に強調しました。一部の人たちは、日本人が、日本固有の伝統的価値を共有し、これが日本国民の一体性を保っているという言説に固執しました。実際には、日本人は、外界の影響を受けて、あるいは、時間経過の中で、大きく変遷し続けてきました。安丸良夫が描く江戸後期の農民は、現代のヨーロッパ人よりははるかに、現代の日本人からかけ離れています。問題は、しばしば、伝統的価値が、明確に定義されないまま、価値あるものという前提で提示されることです。

有馬学は、天皇機関説が政治問題になったことについて、以下のような指摘をしました。

「国体」問題がやっかいなのは、それを叫ぶ人間が「国体」に関して厳密な定義を持っているかどうかとは関係なしに、正統思想として扱われることである。政治問題化するのに説明は不要であり、誰かの「国体明徴」という叫びが反響し増幅する環境が、その時代に存在しているか否かだけが問題なのである（『帝国の昭和』）。

伝統的価値なるものも、できるだけ具体的に定義して、それぞれの時代背景の中で、その機能を評価しなければ、実在するものかどうか、価値あるものかどうか分かりません。

福沢諭吉は、明治八年、『文明論之概略』で、文明を「人の智徳の進歩」であるとして、「智力発生の道に於いて第一着の急須は、古習の惑溺を一掃して西洋に行わるる文明の精神を取るにあり」と述べました。惑溺とは、福沢特有のけなし言葉です。福沢は古い日本の因習を嫌い抜きました。丸山真男は惑溺を「あるものが、その働き如何にかかわらず、それ自身価値があると思い込む考え方」であると解説しました（『文明論之概略を読む』岩波新書）。日本は維新後、西洋文明を急速に取り入れましたが、残念ながら「古習の惑溺」は今も残っています。

私自身、現在の日本にいかに問題が山積していようとも、過去のいかなる時代より、現在の日本に住むことを選びます。運慶の彫刻や、天竜寺の庭を美しいとは思いますが、鎌倉や室町時代の社会のあり方や、当時の社会を支える考え方を好みません。

江戸時代、独自の文明が形成されましたが、帝国主義の国際環境に耐えるものではありませんでした。歴史の中の一局面であり、残滓を残しつつ徐々に消えていきました。実際、私が重要だと思っている様々な価値の大半は、日本固有のものではありません。私は、福沢同様、他の民族に支配されないことを望みますが、この願望は、民族という集団に共通のもので、日本固有の考えではありません。民族という人間のグループの概念そのものに内在するもののように感じます。

日本の状況は外からどう見えているのでしょうか。アメリカの歴史学者、キャロル・グラックは、二十世紀末の日本について「凍り付き、経済的危機に直面しても変化を拒むほど凝り固まったものとなった（『日本はどこへ行くのか』講談社学術文庫）」と表現しました。彼女は、「閉ざされた国の差異ではなく、むしろ国境を越えた共通性という観点から二十世紀を読み直す」ことを提唱しました。常に世界を視野に入れること、同質性を求めるのではなく、個人の多様な考えや活動を支援して社会を活性化することでしか活路は見出せないような気がします。

現在進行中の第三次生活困難期が今後どのように推移するのか分かりません。過去の2回の生活困難期は、いずれも、日本の人口が増加しつつある途上の出来事でした。現在、高齢化が進み、人口が減少する中で生活困難期に直面しています。過去の生活困難期と比べて、未来に向かってがむしゃらに進むという国民のエネルギーが希薄です。恐慌、暴動、あるいは、戦争という古典的な危機ではなく、将来に対する希望の欠乏とでも言うべき、新たな危機に直面しています。第三次生活困難期を乗り越えるのに、過去のように、通俗道徳が大きな役割を果たせるとは思いません。構造的に生み出される貧困層を救う新たな思想が人びとに定着する必要がありますが、その兆しは見えていません。

監修

小松秀樹（こまつ・ひでき）

1974年東京大学医学部卒業。医師。NPOソシノフ運営会員。山梨医科大学泌尿器科学教室助教授、虎の門病院泌尿器科部長亀田総合病院副院長などを歴任。

著書に『慈恵医大青戸病院事件　医療の構造と実践的倫理』(日本経済評論社)、『医療崩壊　立ち去り型サボタージュとは何か』(朝日新聞社)、『医療の限界』(新潮社) など。

編集

小松俊平（こまつ・しゅんぺい）

2003年東京大学法学部卒業。NPOソシノフ代表理事。社会福祉士。

熊田梨恵（くまだ・りえ）

2001年大阪府立大学社会福祉学部卒業。『ロハス・メディカル』論説委員。社会福祉士。

地域包括ケア

看取《みと》り方《かた》と看取《みと》られ方《かた》 第三次生活困難期における支援策

2018年1月25日　初版第1刷発行

監　修　小松秀樹
編　集　小松俊平、熊田梨恵
企　画　株式会社ロハスメディア　川口恭
発行者　佐藤今朝夫
発行所　株式会社 国書刊行会
〒174-0056 東京都板橋区志村1-13-15
TEL 03(5970)7421　FAX 03(5970)7427
http://www.kokusho.co.jp
印　刷　㈱エーヴィスシステムズ
製　本　㈱ブックアート

ISBN978-4-336-06241-3